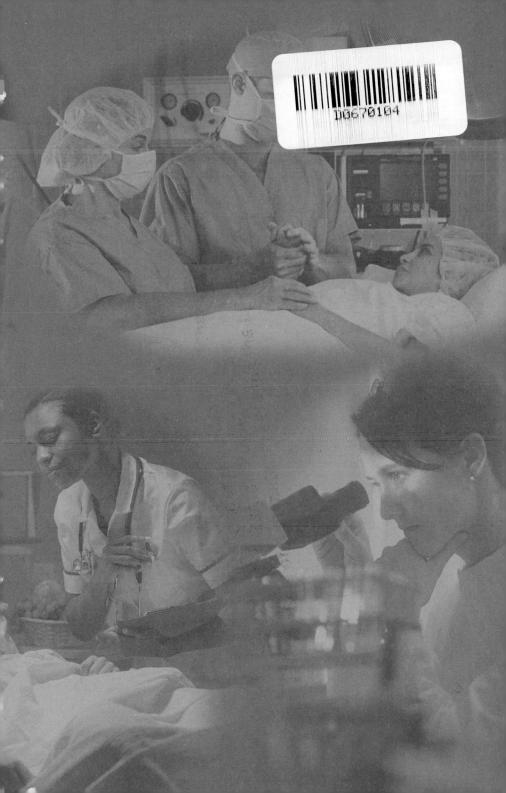

DIABETES MELLITUS

DIABETES MELLITUS

Dra. ANA GARZARÁN TEIJEIRO

Advertencia:
Los consejos, tratamientos, e información que aparecen en este libro no deben en ningún caso sustituir a los de un médico. Ante cualquier problema relacionado con su salud, acuda a un profesional cualificado en busca de ayuda. Los editores, así como el autor, no aceptan ningún tipo de responsabilidad civil ni penal, así como cualquier tipo de reclamación presentada por persona o institución alguna, como resultado del uso o mal uso de este libro, que pudiera ocasionar daños y/o perjuicios.

Copyright © EDIMAT LIBROS, S. A.
C/ Primavera, 35
Polígono Industrial El Malvar
28500 Arganda del Rey
MADRID-ESPAÑA

ISBN: 84-9764-386-0
Depósito legal: M-13879-2003

Título: Diabetes
Autor: Ana Garzarán Teijeiro
Coordinador de la colección: Pedro Gargantilla Madera
Ilustraciones: David Lucas
Impreso en: COFÁS

IMPRESO EN ESPAÑA – *PRINTED IN SPAIN*

A Txelis, por su apoyo incondicional y ayuda, ya que sin él este libro no habría existido.

A mi familia por creer en mí.

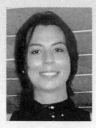

Dra. Ana Garzarán Teijeiro

Licenciada en Medicina y Cirugía por la Universidad de Navarra.

Doctorada en Medicina Interna por la Universidad Complutense de Madrid.

Actualmente trabaja en el Servicio de Medicina Interna del Hospital Clínico San Carlos de Madrid.

ÍNDICE

PRÓLOGO

La diabetes es una enfermedad que afecta a millones de personas en el mundo, y tiene importantes repercusiones sobre las personas que la padecen. Aunque todavía no tiene cura, se ha conseguido convertir en una enfermedad crónica y se va mejorando la calidad de vida de estas personas.

Este libro pretende, sin grandes pretensiones, dar información sobre la enfermedad de forma que el conocerla mejor pueda ayudar a los diabéticos a comprender lo que les está ocurriendo y dar soluciones a algunos problemas que puedan surgir.

No se quiere sustituir en ningún momento el consejo ni la educación impartida por los profesionales.

Si usted lee este libro debe saber que estas pautas que se dan no son las únicas que existen, y que debe seguir siempre los consejos de su médico, que es el que mejor conoce su situación.

HISTORIA DE UNA ENFERMEDAD

Buena memoria es la escritura; ella tiene bien su firma
(refranero español).

¿DE DÓNDE PROVIENE EL NOMBRE DE DIABETES?

El nombre de diabetes proviene de la palabra griega *diabenen*, que significa «fluir a través de un sifón» y el de mellitus, de una palabra latina que significa «dulce».

LA DIABETES, ¿ENFERMEDAD NUEVA O VIEJA CONOCIDA?

La diabetes es una enfermedad conocida desde hace mucho tiempo. Inicialmente era una enfermedad terrible y con un mal pronóstico, aunque afortunadamente las cosas variaron a partir del descubrimiento de la insulina.

Actualmente es una enfermedad crónica, y aunque su curación definitiva todavía no es posible, se ha logrado mejorar con el tratamiento la calidad de vida y el pronóstico de la enfermedad.

Los primeros datos sobre la existencia de la diabetes datan del año 1550 a de C, y los encontramos en los papiros de Ebers.

Aunque las primeras descripciones sobre la enfermedad se las debemos a Areteo de Capadocia (siglo II después de Cristo), que describió los síntomas de la enfermedad en uno de sus libros. Este médico, autor de diez libros y contemporáneo de César, escribió: «La diabetes es una afección extraña, en la cual se funde la carne con la orina. Los pacientes nunca cesan de beber... su vida es corta y dolorosa... padecen náuseas, inquietud y una sed quemante, y no tardan mucho tiempo en expirar».

Sin embargo, no fue hasta el siglo XVII cuando se descubrió que la orina de estos pacientes tenía un sabor dulce, cuando un médico llamado Thomas Willis se decidió a probarla. En ese momento fue cuando se añadió el término mellitus.

Pero fue Dobson, en el siglo XVIII, el que comprobó por métodos químicos, que la orina contenía altas cantidades de azúcar. Este hallazgo, permitió que se planteara un tipo de régimen dietético como tratamiento de la enfermedad.

Las investigaciones para averiguar el origen de la diabetes continuaron: Langerhans describió los islotes que llevan su nombre (1847-1888), y Oskar Minkowsky, en 1889, descubrió, al extirparle a un perro de laboratorio el páncreas, que era este órgano el implicado en el desarrollo de la enfermedad. Y es que, tras la cirugía, el perro comenzó a orinar copiosamente: se había convertido en diabético.

Pero todavía tendrían que pasar treinta y dos años más para que se descubriera la insulina.

¿CUÁNDO SE DESCUBRIÓ LA INSULINA?

Fueron Frederic Banting, cirujano canadiense y Charles Best su asistente, los que descubrieron y aislaron en Toronto la hormona producida por el páncreas, encargada de disminuir los niveles de glucosa en la sangre y cuya ausencia producía la diabetes. Es decir, la insulina.

Las investigaciones comenzaron en mayo de 1921 y tras varios fracasos, en agosto de ese mismo año lograron preparar un extracto a partir del páncreas atrofiado de un perro.

Se administro el compuesto preparado a un perro con diabetes y otro quedo sin tratamiento. El perro que no se trató murió cuatro días después, mientras que el perro tratado con el extracto pancreático vivió hasta que se terminó el compuesto preparado.

Esta hormona se probó en animales hasta enero de 1922, en que un niño diabético de 14 años llamado Leonard Thompson probó la insulina preparada por Banting y Best sin mucho éxito. En junio de ese año, James B. Collip, un profesor de bioquímica, preparó una serie de inyecciones purificadas, que lograron disminuir de forma efectiva la glucosa.

Desde entonces la insulina se ha usado con éxito en el tratamiento de esta enfermedad.

LA DIABETES: ¿QUÉ ES? Y ¿POR QUÉ SE PRODUCE?

No hay peor saber que no querer
(Refranero español).

¿QUÉ ES LA DIABETES MELLITUS?

La diabetes mellitus, es una enfermedad que se caracteriza por el aumento de los niveles de glucosa (azúcar) en la sangre.

Comúnmente, nos referimos «al azúcar en la sangre» cuando hablamos de forma coloquial, pero el término correcto, es el de glucemia.

Según los niveles de glucosa sanguínea estén por encima o por debajo de los niveles considerados normales, hablaremos de hiperglucemia o hipoglucemia, respectivamente.

¿CUÁLES SON LOS NIVELES NORMALES DE GLUCEMIA EN SANGRE?

Los niveles de glucosa en sangre varían en función de la ingesta. Cuando aumentan los niveles de glucosa después de comer, se libera insulina que actúa introduciendo este azúcar en las células, manteniendo la glucemia en unos limites aceptables e impidiendo que los niveles de glucemia sean excesivamente altos. Cuando medimos la glucemia 2 horas después de las comidas, consideramos normales aquellas cifras que son inferiores a 140 miligramos / decilitro.

¿POR QUÉ SE PRODUCE?

La diabetes es consecuencia de la ausencia de producción, la producción en menor cantidad o alteración en la función de la insulina (resistencia a la insulina).

¿QUÉ ES LA INSULINA?

La insulina es una de las hormonas encargadas de la regulación de la glucosa sanguínea.

Las hormonas son sustancias producidas por las glándulas del sistema endocrino y que, transportadas por la sangre, regulan el funcionamiento de órganos situados a distancia de la glándula que las produjo. Su función es la de activar o la de inhibir el funcionamiento de las células del órgano donde actúan.

La insulina actúa introduciendo la glucosa en las células, y produciendo una disminución en los niveles de glucemia.

¿DÓNDE SE PRODUCE LA INSULINA?

La insulina se produce en el páncreas, un órgano que se encuentra en el abdomen, a la izquierda y por detrás del estomago. En él, hallamos pequeños grupos de células que forman los llamados islotes de Langerhans.

Estos islotes están formados por diferentes tipos de celulas, como las celulas alfa que producen y liberan glucagón o las células b, que son las encargadas de la producción de la insulina.

¿CÓMO ACTÚA LA INSULINA?

Los alimentos que ingerimos están compuestos de hidratos de carbono o azucares, lípidos o grasas y proteínas, que son utilizados por las

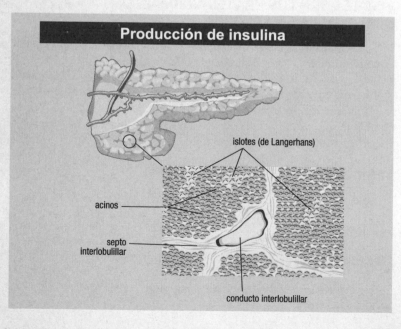

Producción de insulina

islotes (de Langerhans)

acinos

septo
interlobulillar

conducto interlobulillar

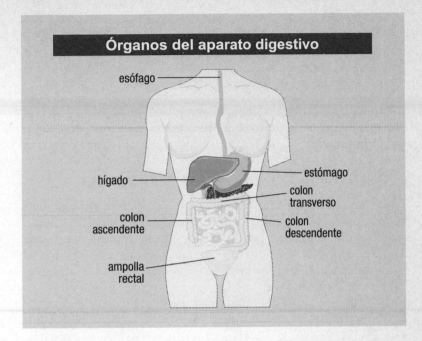

Órganos del aparato digestivo

esófago

hígado

colon
ascendente

ampolla
rectal

estómago

colon
transverso

colon
descendente

células como combustible para obtener energía y así poder realizar sus funciones.

Los hidratos de carbono que contienen los alimentos son absorbidos en el intestino delgado, pasando al torrente sanguíneo, provocando una elevación de los niveles de glucosa en la sangre.

Este aumento de la glucosa en la sangre estimula a las células b (beta), del páncreas, que aumentan la secreción de insulina que se une a unos receptores que hay para ella en las células. Esta unión de la insulina con su receptor, provoca la introducción de glucosa en las células.

En las personas sanas, cuando aumentan los niveles de glucosa, se libera insulina en respuesta a la hiperglucemia, lo que permite mantener los niveles de azúcar en cifras consideradas normales.

En definitiva, las células beta miden continuamente los niveles de glucosa en sangre, liberando la cantidad necesaria de insulina para que en cada momento se introduzca glucosa en las células y se mantenga la glucemia en niveles normales.

Aunque el principal efecto de la insulina se produce sobre los niveles de glucosa, también influye sobre el metabolismo de las grasas, contribuyendo a su almacenamiento en el tejido graso (tejido adiposo).

Cuando ingerimos hidratos de carbono en cantidades excesivas, esta glucosa se almacena en el hígado y en el músculo en forma de glucógeno o bien es transformada y almacenada como grasa.

En los períodos de ayuno, entre comidas, o durante el ejercicio, el cuerpo necesita glucosa, que obtiene del glucógeno del hígado.

Además de la insulina, en la regulación de la glucemia influyen otras hormonas como el glucagón, las catecolaminas o el cortisol. La liberación de estas hormonas a la sangre, estimula la liberación de glucosa a la sangre desde los depósitos de glucógeno, elevando los niveles en sangre.

¿QUÉ ES LO QUE OCURRE EN LAS PERSONAS DIABÉTICAS?

En las personas diabéticas existe una alteración del metabolismo de los hidratos de carbono, bien porque el páncreas no produce insulina o lo hace en poca cantidad, o porque aunque la produzca, ésta no funciona de forma adecuada (resistencia a la insulina), y como consecuencia de ello no se introduce la glucosa en las células, manteniéndose unos niveles elevados en la sangre.

Además, la ausencia de insulina impide que se almacene el exceso de glucosa en el hígado y el músculo.

¿CÓMO SE DIAGNOSTICA LA DIABETES?

Se considera a una persona diabética cuando cumple unos criterios diagnósticos establecidos.

Los criterios que se emplean actualmente para diagnosticar la diabetes son:

• Que en dos ocasiones diferentes su glucosa en sangre estando en ayunas sea igual o superior a 126 mg/dl.

• Que tras una prueba, llamada sobrecarga oral de glucosa, la glucemia sea igual o superior a 200mg/dl.

• Que la persona tenga síntomas de diabetes y niveles de glucosa mayores o iguales a 200 mg/dl a cualquier hora del día.

La sobrecarga oral de glucosa se realiza administrando al paciente 75 gramos de glucosa, y determinando la glucosa en sangre dos horas después de la administración.

Criterios diagnósticos de diabetes

• Criterios diagnósticos de diabetes.

- Glucemia basal ≥126 mg/dl.
Glucemia ≥200 mg/dl a las 2 horas tras sobrecarga oral de glucosa (75g).
- Síntomas de diabetes junto con glucemia >200 mg/dl a cualquier hora del día.

El diagnostico de diabetes siempre debe hacerlo un médico.

RECUERDE

- La diabetes, se caracteriza por la existencia de niveles anormalmente altos de glucosa en sangre.
- La glucosa es la principal fuente de energía de las celulas.
- Las reservas de glucosa del organismo son los depósitos de glucógeno en el hígado y el músculo.
- Hablamos de glucemia cuando nos referimos a la glucosa en sangre.
- Las hormonas, se producen en glándulas del sistema endocrino y regulan el funcionamiento de los órganos sobre los que actúan.
- La insulina es una hormona producida por el páncreas que se encarga de introducir glucosa en las células, disminuyendo así los niveles en sangre.
- El glucagón, las catecolaminas y el cortisol actúan elevando los niveles de glucosa en sangre.
- La diabetes está causada porque el páncreas no produce insulina, porque la produce en cantidades insuficientes o porque no funciona de forma adecuada.
- El diagnóstico de diabetes debe hacerlo siempre un médico.

SABÍA USTED QUE...

- El cerebro y los glóbulos rojos, no dependen de la existencia de la insulina para poder utilizar la glucosa como fuente de energía. Esto permite que aunque no exista esta hormona, el cerebro pueda seguir utilizando la glucosa como combustible, y continúe funcionando con normalidad.

CUESTIONARIO

1. La diabetes es una enfermedad que se caracteriza por:
a) Una disminución de los niveles de glucosa en sangre.
b) Un aumento de los niveles de glucosa en sangre.
c) Un déficit de proteínas.
d) Un aumento de los glóbulos rojos en sangre.

2. La insulina es:
a) Una hormona.
b) Un tipo de azúcar.
c) Un tipo de célula.
d) Un tipo de receptor que se encuentra en las celulas.

3. La insulina se produce en:
a) Los hepatocitos del hígado.
b) Las celulas alfa del páncreas.
c) El músculo.
d) En las células beta del páncreas.

4. La insulina actúa:
a) Aumentando los niveles de glucosa en sangre.
b) Aumentando los niveles de grasas en sangre.
c) Introduciendo glucosa en las células y almacenándola en el músculo e hígado.
d) Sacando glucosa de las células.

5. Cuando los niveles de glucosa sanguínea están por encima de lo normal hablamos de:
a) Hiperglucemia
b) Hiperlipemia.
c) Hipoglucemia.
d) Glucemia.

6. Los niveles normales de glucemia en ayunas son:
a) Entre 400 y 450 mg/dl.
b) Entre 200 y300 mg/ dl.
c) Entre 70 y 110 mg/ dl.
d) Entre 40 y 80 mg/ dl.

7. La diabetes se produce por:
   a) Ausencia de producción de insulina o alteración en su funcionamiento.
   b) Un aumento en la producción de glucagón.
   c) Un aumento en la producción de insulina.
   d) Ninguna de las anteriores respuestas es correcta.

8. En condiciones normales cuando aumenta la glucemia después de comer:
   a) Aumentan la liberación de catecolaminas a la sangre.
   b) Aumenta la liberación de glucagón a la sangre.
   c) Aumenta la liberación de insulina a la sangre.
   d) Aumenta la liberación de cortisol a la sangre.

9. La insulina actúa sobre las grasas:
   a) Almacenándolas en el tejido adiposo.
   b) Estimulando su uso por el cerebro para obtener energía.
   c) No actúa sobre el metabolismo graso.
   d) Las opciones a y b son correctas.

10. El diagnóstico de diabetes:
   a) Debe realizarlo siempre un médico.
   b) Lo puede hacer cualquiera.
   c) Se realiza conforme a unos criterios médicos.
   d) Las opciones a y c son correcta.

TIPOS DE DIABETES

Busca pan para mayo y leña para abril y échate a dormir
(Refranero español).

¿CUÁNTOS TIPOS DE DIABETES EXISTEN?

La diabetes se puede clasificar en:

• De tipo primario: que son aquellos tipos de diabetes en las que no existen enfermedades asociadas.
• De tipo secundario: que son aquellas en las que se puede identificar la causa de la diabetes.

Dentro de las diabetes primaria, encontramos la diabetes tipo 1 y la tipo 2.

Y dentro de las secundarias, las producidas por enfermedades del páncreas, alteraciones hormonales o por la toma de algunos tratamientos farmacológicos.

CLASIFICACIÓN DE LA DIABETES MELLITUS

• Diabetes mellitus tipo 1.
• Diabetes mellitus tipo 2.
• Diabetes gestacional.
• Otras causas de diabetes consecuencia de:
   –Enfermedades pancreáticas.
   –Enfermedades endocrinas.
   –Fármacos.
   –Infecciones.

DIABETES MELLITUS TIPO 1

La diabetes tipo 1 era también llamada antiguamente diabetes insulino-dependiente.
Constituye entre el 5 y 10 por 100 de los casos de diabetes.

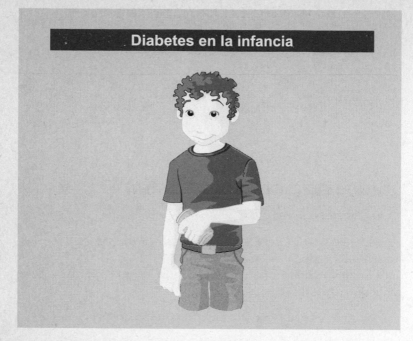

Diabetes en la infancia

Suele aparecer antes de los 40 años, generalmente en la infancia o adolescencia, aunque puede desarrollarse a cualquier edad.

En general se produce en personas de complexión delgada.

Los síntomas suelen aparecer de forma brusca, y el tratamiento se basa en la administración de insulina. En ocasiones, la primera manifestación de la enfermedad es la cetoacidosis, una complicación de la misma enfermedad.

¿Que factores favorecen la aparición de la diabetes tipo 1?

Cuando se manifiesta la diabetes mellitus de tipo 1, se ha destruido el 90 por 100 de las células beta. Se piensa que el desarrollo de este tipo de diabetes esta favorecido por:

• La herencia genética: Se ha observado en gemelos genéticamente iguales que la posibilidad de que ambos padezcan la enfermedad es del 50 por 100.

• Factores ambientales: Como por ejemplo virus, toxinas, aditivos alimentarios…

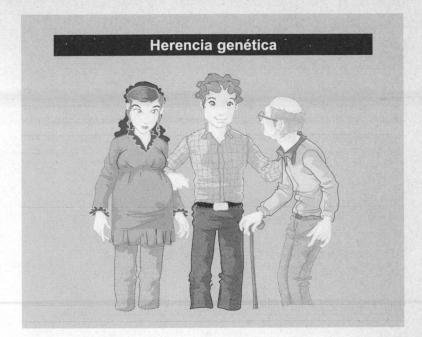
Herencia genética

Lo cierto es que actualmente se desconoce cuál es el factor ambiental que desencadena en las personas que son genéticamente susceptibles la aparición de la enfermedad.

¿Cuál es la causa de la diabetes tipo 1?

La diabetes tipo 1 se produce por la destrucción de las células b del páncreas, encargadas de la producción y liberación de insulina.

Se piensa que en personas con una predisposición genética a padecer la enfermedad, actúa un factor ambiental que desencadena un proceso autoinmune, cuyo resultado es la destrucción de las celulas beta del páncreas.

La actuación de este agente ambiental produce una respuesta inflamatoria del páncreas denominada insulinitis, y la destrucción de las células beta por el sistema inmunitario, encargado de la defensa del organismo, que no las reconocen como propias, sino como una célula extraña, ajena al mismo.

DIABETES MELLITUS TIPO 2

También llamada diabetes no insulino-dependiente o diabetes del adulto.

Constituye el 90-95 por 100 de los casos de diabetes.

Aparece en edades medias de la vida (sobre los 45 años), aumentando su frecuencia cuanto mayor es la edad.

Los pacientes con este tipo de diabetes pueden no tener síntomas durante algún tiempo, lo que hace que se retrase el diagnostico.

Y cuando aparecen los síntomas, lo hacen de forma insidiosa.

Por lo general, suelen ser personas obesas, o con un peso excesivo.

El tratamiento suele iniciarse con dieta y ejercicio físico, recomendándose la perdida de peso, si se tiene sobrepeso.

En el caso de que con esto no se controle la glucemia, será necesario tratamiento con fármacos (los antidiabéticos orales).

A medida que progresa la enfermedad pueden llegar a necesitar inyectarse insulina para controlar las glucemias.

¿Qué factores se han relacionado con la aparición de la diabetes tipo 2?

LA HERENCIA

Como en la diabetes tipo 1, la herencia genética juega un papel importante.

Se estima que en gemelos genéticamente iguales la posibilidad de que ambos sean diabéticos en este tipo de diabetes es del 90 por 100. Además, se ha observado que existen antecedentes familiares de diabetes, en el 25-50 por 100 de los casos.

LA OBESIDAD

El 75 por 100 de las personas con diabetes tipo 2, tienen exceso de peso en el momento del diagnóstico.

La organización mundial de la salud (OMS), ha establecido la siguiente fórmula que calcula el índice de masa corporal para saber si tenemos sobrepeso, también llamado IMC.

IMC: Índice de Masa Corporal.

¿QUIERE CALCULAR SU ÍNDICE?

IMC = peso (kilogramos) / altura (metros).

Se consideran obesas a todas las personas con un IMC mayor de 30 y con exceso de peso a las que tienen un IMC entre 25 y 30.

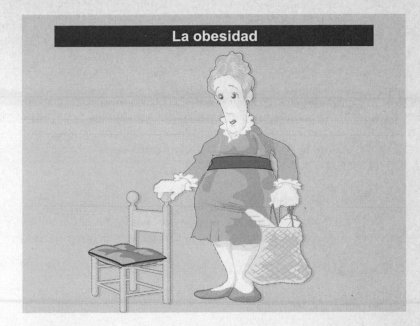

La obesidad

Diferencias entre la diabetes tipo 1 y tipo 2

	Diabetes tipo 1	Diabetes tipo 2
Edad	<40 años (típica de niños y adolescentes)	>40 años
Complexión	Normal o delgados	Obesos
Comienzo de los síntomas	Brusco	Hallazgo casual en personas asíntomático o comienzo progresivo
Causa	Ausencia de secreción de insulina	Secreción de poca insulina o mal funcionamiento de la insulina
Tratamiento	Dieta, ejercicio e insulina	Dieta, ejercicio y antidiabéticos orales

OTROS FACTORES

Como el sedentarismo, una dieta rica en azucares refinados y grasas, favorecerán su desarrollo.

¿Por qué se produce la diabetes tipo 2?

Está causada por una insuficiente secreción de insulina por el páncreas, y una alteración en su funcionamiento (resistencia a la insulina).
En la tabla de la página siguiente presentamos algunas diferencias entre las diabetes tipo 1 y tipo 2.

DIABETES GESTACIONAL

Llamamos diabetes gestacional a aquella que aparece durante el embarazo. Hablaremos ampliamente de este tipo de diabetes en otro capítulo.

OTRAS CAUSAS DE DIABETES

Existen otras enfermedades, fármacos o intervenciones quirúrgicas, que pueden producir diabetes.

Causas secundarias de diabetes

- Defectos genéticos de la función de las celulas beta.
- Enfermedades del páncreas:
  - –Pancreatitis.
  - –Hemocromatosis.
  - –Cirugías del páncreas.
  - –Traumatismos pancreáticos.
- Enfermedades hormonales:
  - –Cushing.
  - –Hipertiroidismo.
- Fármacos:
  - –Corticoides.
  - –Pentamidina.
  - –Diuréticos tiazidicos.

¿QUÉ ES LA INTOLERANCIA A LA GLUCOSA?

Se produce en personas que no tienen niveles de glucosa tan elevados en la sangre como para ser diabéticos, pero que no son normales.
Puede predisponer al desarrollo con el tiempo de una diabetes tipo 2.

Si la intolerancia a la glucosa aparece durante el embarazo, se debe tratar como si se tratara de una diabetes gestacional.

Los criterios que determinan que alguien tiene una intolerancia a la glucosa son:

• La presencia en ayunas de una glucosa en sangre mayor de 110 mg/dl, pero menor de 126 mg/dl.

• Que dos horas después de haber ingerido 75 gramos de glucosa (sobrecarga oral de glucosa), ésta sea mayor de 140 mg/dl y menor de 200 mg/dl.

RECUERDE

• La diabetes tipo 1 aparece con más frecuencia en la niñez y adolescencia, mientras que la tipo 2 aparece en mayores de 45 años.
• La obesidad se asocia con el desarrollo de diabetes de tipo 2.
• En ambos tipos de diabetes tiene influencia la herencia genética.
• La causa de la diabetes tipo 1 es la ausencia de producción de insulina por la destrucción del páncreas.
• En la diabetes tipo 1 los síntomas aparecen de forma brusca y el tratamiento es la insulina.
• La causa de la diabetes tipo 2 es el mal funcionamiento de la insulina (resistencia a la insulina).
• En la diabetes tipo 2 el tratamiento farmacológico inicial son los antidiabéticos orales.
• Hablamos de intolerancia hidrocarbonada cuando hay unos niveles de glucemia que no son normales, pero no son lo suficientemente altos como para ser diagnósticos de diabetes.

SABÍA USTED QUE...

• Anualmente se diagnostican unos 11 casos nuevos de diabetes tipo 1 por cada 100.000 habitantes y 200 casos de diabetes mellitus tipo 2 por cada 100.000 habitantes.
• Más de un 33 por 100 de los españoles tiene exceso de peso.

CUESTIONARIO

1. Son causas secundarias de diabetes:
   a) La cirugía de páncreas.
   b) Algunos fármacos.
   c) La fibrosis pulmonar.
   d) Las opciones a y b son correctas.

2. A que edad es más frecuente que aparezca la diabetes tipo 1:
   a) En la infancia y juventud.
   b) A los 55 años.
   c) En mayores de 65 años.
   d) Entre los 50-70 años.

3. La forma más frecuente de diabetes es:
   a) La asociada a fármacos.
   b) La diabetes mellitus tipo 2.
   c) La diabetes mellitus tipo 1.
   d) La diabetes gestacional.

4. La obesidad es un factor de riesgo en el desarrollo de:
   a) La diabetes mellitus tipo 1.
   b) La diabetes mellitus tipo 2.
   c) La diabetes producida por la hemocromatosis.
   d) La diabetes secundaria a hipertiroidismo.

5. La forma de diabetes que se desarrolla durante el embarazo recibe el nombre de:
   a) Diabetes pregestacional.
   b) Diabetes insulino dependiente.
   c) Diabetes gestacional.
   d) Diabetes no insulino dependiente.

6. La personas que tienen intolerancia hidrocarbonada:
   a) Son considerados diabéticos, pues la intolerancia hidrocarbonada es un tipo de diabetes.
   b) Tienen niveles de glucosa bajos en sangre.
   c) No existe la intolerancia hidrocarbonada.

d) Tienen niveles elevados de glucosa en sangre, aunque no son tan elevados como para considerarlos diabéticos.

7. El tratamiento con antidiabéticos orales está indicado en:
a) La diabetes mellitus tipo 1.
b) La diabetes por pancreatitis.
c) La diabetes mellitus insulino dependiente.
d) La diabetes mellitus de tipo 2.

8. En la diabetes tipo 1 los síntomas aparecen:
a) Generalmente de forma brusca.
b) Pueden estar asintomáticos durante muchos años.
c) Durante el embarazo.
d) De forma insidiosa.

9. La diabetes tipo 1 está producida por:
a) La destrucción del páncreas por el sistema inmune.
b) Una resistencia a la insulina.
c) El aumento del cortisol.
d) La gestación.

10. Cuales de los tipos de diabetes que se enumeran a continuación son considerados como primarios:
a) La diabetes producida por el hipertiroidismo.
b) La diabetes tipo 1.
c) La diabetes tipo 2.
d) Las opciones b y c son correctas.

SÍNTOMAS DE LA DIABETES MELLITUS

Al médico, al confesor y al letrado no le traigas engañado
(Refranero español).

INTRODUCCIÓN

En los pacientes diabéticos, debido al déficit de insulina o a su funcionamiento deficiente, no se introduce glucosa en las células.

La imposibilidad de utilizar la glucosa de forma adecuada hace que las funciones celulares estén alteradas.

Este hecho provoca que en nuestro cerebro se estimule el centro del apetito y envíe un mensaje, haciendo que el diabético tenga sensación de hambre y coma mucho (polifagia).

Además, el que las células no puedan obtener energía de la glucosa, hace que los diabéticos se sientan débiles, cansados y que pierdan peso.

El riñón es el órgano encargado de depurar la sangre de sustancias que se encuentran altas en el organismo y que si se acumulan, pueden ser toxicas. Cuando la glucosa en sangre alcanza ciertos niveles (umbral renal), el exceso de glucosa en la sangre produce una mayor filtración de este azúcar por el riñón, eliminándose en la orina, lo que se conoce, como glucosuria.

El umbral renal de glucosa se alcanza cuando la glucosa en sangre es de 180 mg /dl.

La glucosa al ser eliminada por el riñón arrastra consigo agua, produciendo grandes cantidades de orina (poliuria), lo que hace que tengan que ir continuamente al cuarto de baño.

Además, el aumento de la eliminación de agua por el riñón, conduce a la deshidratación de las personas diabéticas, y como consecuencia se estimula el cerebro que envía un mensaje de sed, haciendo que se ingieran grandes cantidades de liquido (polidipsia).

La deshidratación puede producir sequedad en la piel y visión borrosa por las variaciones de glucosa durante la misma.

Si la persona diabética, a causa de la sed, consume bebidas azucaradas, como es de esperar, empeoran los síntomas.

En los niños, la diabetes provoca que estén más quietos y que disminuyan sus ganas de jugar.

Como las celulas no pueden usar la glucosa como fuente de energía, el cuerpo moviliza las grasas, que son metabolizadas en el hígado. De el metabolismo de las grasas se producen los cuerpos cetónicos, que son eliminados por la orina.

La presencia de cetonas en orina es lo que llamamos cetonuria.

Otro efecto de la hiperglucemia es la alteración de las defensas del organismo, facilitando el desarrollo de infecciones.

Los síntomas de la diabetes pueden aparecer de forma brusca, como es el caso de la diabetes tipo 1, o de forma más insidiosa como en la diabetes tipo 2, pudiendo estar mucho tiempo asintomáticos.

En otras ocasiones, el primer síntoma de debut de la diabetes es alguno relacionado con sus complicaciones agudas o crónicas, que se explicaran mas detenidamente en otros capítulos.

A pesar de que estos son síntomas de esta enfermedad, no todas las personas que tienen alguno o varios de ellos tienen que ser diabéticos y no todos los diabéticos, tienen que tener por obligación estos síntomas; siempre debe ser un médico, el que diagnostique la enfermedad.

SÍNTOMAS DE LA DIABETES MELLITUS

- Polifagia (aumento del apetito).
- Polidipsia (aumento de la sed).
- Poliuria (aumento de la eliminación de orina).
- Enuresis nocturna (en niños).
- Sequedad de piel.
- Sensación de cansancio.
- Pérdida de peso.
- Otros síntomas: infecciones, hormigueo en pies y manos alteraciones de la vista, picores...

RECUERDE

- Al disminuir la glucosa que penetra en las células, éstas no obtienen energía y se produce un aumento del apetito.
- El dintel del riñón para la eliminación de glucosa es de 180 mg/dl.
- El exceso de glucosa se elimina por la orina, acompañado de grandes cantidades de agua, causa por la que los diabéticos orinan en exceso.
- La glucosuria, hace referencia a la presencia de glucosa en la orina.
- En los niños, la diabetes se puede manifestar como una pérdida en las ganas de jugar y falta de inquietud.
- Los diabéticos suelen presentar poliuria, polidipsia, polifagia y perdida de peso entre otros síntomas.
- Los síntomas empeoran al beber bebidas azucaradas.
- Los diabéticos tienen mayor dificultad para cicatrizar las heridas.
- Cuando el cuerpo no puede utilizar la glucosa como fuente de energía, usa las grasas.
- De la transformación de las grasas se forman los cuerpos cetónicos.

SABÍA USTED QUE...

- El cuerpo humano está formado por 250 tipos de células diferentes y 38 elementos químicos distintos.

CUESTIONARIO

1. Llamamos polidipsia a:
   a) El exceso de apetito.
   b) El exceso de glucosa en sangre.
   c) El exceso de sed.
   d) Al aumento de la cantidad de orina.

2. Cuál de estos síntomas no es típico de la diabetes mellitus:
   a) Los ronquidos.
   b) La eneuresis (orinar en exceso por la noche).
   c) La polifagia.
   d) Visión borrosa.

3. El dintel de excreción renal de glucosa es de:
   a) 140 mg / dl.
   b) 160 mg / dl.
   c) 180 mg / dl.
   d) 200 mg / dl.

4. La deshidratación puede producir:
   a) Visión borrosa.
   b) Sed excesiva.
   c) Las dos respuestas anteriores son verdaderas.
   d) Las dos respuestas anteriores son falsas.

5. A que hace referencia el término glucosuria:
   a) A la presencia de glucosa en el cerebro.
   b) A la existencia de glucosa en orina.
   c) A la existencia de glucosa en sangre.
   d) Las opciones a y b son correctas.

6. Los síntomas de la diabetes:
   a) Son siempre los mismos en todas las personas.
   b) Pueden aparecer en la diabetes, pero no son exlusivos de ella.
   c) Son exclusivos de la diabetes.
   d) Todas las anteriores opciones son correctas.

7. **Cuál de estos síntomas es secundario a la diabetes:**
   a) La pérdida de peso.
   b) El dolor de muelas.
   c) La fiebre.
   d) El dolor en las piernas.

8. **Cuando no hay insulina en el cuerpo las células obtienen energía de:**
   a) La glucosa, pues la insulina no influye en la glucemia.
   b) De la síntesis de proteínas.
   c) De la transformación de las grasas.
   d) De las vitaminas.

9. **Los síntomas de la diabetes tipo 2:**
   a) Siempre aparecen de forma brusca.
   b) Nunca debuta con los síntomas de alguna complicación.
   c) Algunas veces no da síntomas durante mucho tiempo, o aparecen
      de forma insidiosa.
   d) Mejoran al beber bebidas con azúcar.

10. **La presencia de cuerpos cetónicos en la orina se llama:**
    a) Cetonemia.
    b) Cetonuria.
    c) Cetoacidosis.
    d) Cetosis.

OBJETIVOS EN EL CONTROL
DE LA DIABETES

Si yo os lo digo, tanto sabréis como yo amigo.
(Refranero español)

INTRODUCCIÓN

En el tratamiento de la diabetes mellitus además de la insulina y los antidiabéticos orales deben estar incluidos la dieta y el ejercicio físico. Desgraciadamente, la diabetes hoy no tiene cura, y es una enfermedad crónica.

Esta cronicidad hace que sea una enfermedad dinámica que requiere que el tratamiento se modifique según va evolucionando.

Por eso es importante que las personas diabéticas conozcan a fondo su enfermedad y tomen una actitud activa en el tratamiento de la misma.

La normoglucemia es más veces alcanzada de lo que parece, pero requiere un buen entrenamiento y un buen ajuste del tratamiento.

Sin embargo existen una serie de factores como el nivel de estrés (que aumenta las hormonas contrarreguladoras), las variaciones personales en la absorción de los alimentos que dificultan conseguir dicho objetivo.

¿CUÁLES SON LOS OBJETIVOS DEL TRATAMIENTO?

El tratamiento de la diabetes mellitus tanto de tipo 1 como de tipo 2, tiene los mismos objetivos finales, que son:

• Mejorar los síntomas producidos por la enfermedad.
• Mejorar la calidad de vida de las personas diabéticas.
• Prevenir las complicaciones agudas y crónicas.
• Tratar las enfermedades asociadas, como por ejemplo la hipertensión o la hipercolesterolemia.

¿QUÉ DATOS OBJETIVOS NOS HABLAN DE LA EXISTENCIA DE UN BUEN CONTROL?

Actualmente se usan una serie de parámetro que nos ayudan a analizar el nivel de control que el diabético tiene sobre la enfermedad en ese momento y sobre otros procesos intercurrentes como la hipertensión o la hipercolesterolemia.

Muchos de estos parámetros los obtenemos de un simple análisis de sangre o de un control frecuente de la tensión arterial.

Estos parámetros y los niveles que hoy se consideran óptimos para un buen control están recogidos en la tabla siguiente.

Criterios de control para la DM

	Bueno	Límite	Malo
Glucemia basal (mg/dl)	80-110	<40	>140
Glucemia post-prandial (mg/dl)	80-144	<180	>180
HbA1c (%)	<6,5	≤7,5	>7,5
Glucosuria (%)	0	<0,5	>0,5
Colesterol total (mg/dl)	<200	<250	>250
HDL-colesterol (mg/dl)	>40	≥35	<35
Triglicéridos basales (mg/dl)	<150	<200	>200
IMC			
Hombres	20-25	25-30	>30
Mujeres	19-24	24-30	>30
Tensión arterial	<140/90	≤160/95	>160/95
Tabaco (nº cigarrillos días)	0	0	0

El término de glucemia postprandial hace referencia a las cifras de glucemia después de las comidas.

La Hb A1c es la hemoglobina glicada, que refleja la cifra de los niveles medios de glucemia en las últimas 4-8 semanas, es decir, nos permite valorar qué tipo de control ha llevado la persona diabética en los últimos dos meses.

En varias ocasiones en este libro se ha comentado que el tratamiento de la diabetes está basado en tres pilares fundamentales:

• *La dieta.*
• *El ejercicio físico.*
• *El tratamiento con fármacos o insulina.*

Estos tres pilares son fundamentales para el control efectivo de la enfermedad.

RECUERDE

• El tratamiento de la diabetes tiene tres pilares fundamentales: la dieta, el ejercicio físico y el tratamiento con antidiabéticos orales o insulina.
• La diabetes es una enfermedad crónica.
• Un buen control de la enfermedad evita las complicaciones que pueden surgir por la diabetes.
• La normoglucemia se alcanza en más ocasiones de las que pensamos.
• Los objetivos principales del tratamiento son: controlar los síntomas, mejorar la calidad de vida, evitar las complicaciones y controlar otros factores de riesgo.
• La hemoglobina glicada permite saber qué control de glucemia hemos llevado en los últimos 2 meses.

CUESTIONARIO

1. El tratamiento de la diabetes mellitus, no se basa en:
a) La dieta.
b) La insulina.
c) Los antidiabéticos orales.
d) El reposo absoluto.

2. La diabetes hoy:
a) Es una enfermedad crónica y dinámica.
b) Es una enfermedad aguda.
c) Tiene cura en el 100 por 100 de los casos.
d) Es una enfermedad estática que no evoluciona.

3. En relación con el control de la glucemia:
a) La normoglucemia no se alcanza nunca.
b) La normoglucemia se alcanza en numerosas ocasiones.
c) La glucemia depende de factores como el estrés.
d) Las opciones b y c son correctas.

4. Cuál de éstos no es uno de los objetivos del tratamiento de la diabetes:
a) Aumentar los niveles de la glucemia en sangre.
b) Control de la tensión arterial.
c) Mejorar la calidad de vida.
d) Prevenir la aparición de complicaciones agudas y crónicas.

5. Los parámetros utilizados para el control de la diabetes :
a) Requieren para su medición la realización de pruebas muy agresivas.
b) Son difíciles de cuantificar.
c) Se pueden obtener fácilmente. Un simple análisis, la toma de la tensión arterial y el cálculo del IMC son suficientes.
d) Ninguna de las anteriores opciones es correcta.

6. En cuanto a la tensión arterial se considera que está bien controlada cuando las cifras son:
a) Mayores de 160/ 95.
b) Menores de 160/95, pero mayores de 140/90.

c) Menores de 140/90.

d) Mayores de 140/90.

7. Dentro de los objetivos del control de la diabetes, se consideran cifras buenas de HDL-colesterol:

a) Niveles mayores de 40.

b) Niveles menores de 35.

c) Niveles menores de 20.

d) Niveles menores de 200.

8. El numero de cigarrillos / día recomendados a las personas que fuman es de:

a) 20 cigarrillos día (1 paquete al día).

b) 10 cigarrillos al día.

c) 5 cigarrillos al día.

d) Ningún cigarrillo.

9. La hemoglobina glicada, permite valorar que control ha llevado la persona diabética en los últimos:

a) Dos días.

b) Dos meses.

c) Dos años.

d) Dos trimestres.

10. Se considera que existe un buen control cuando las cifras de hemoglobina glicada son:

a) Menores de 6,5.

b) Mayores de 6,5 pero menores de 9,5

c) Mayores de 9,5.

d) Ninguna de las anteriores.

LA DIETA

Pan que sobre, carne que baste y vino que falte
(Refranero español).

INTRODUCCIÓN

Los hidratos de carbono, grasas y proteínas son usados por las células como combustible para obtener energía.

La cantidad de energía que aporta cada alimento la medimos en calorías. La caloría (Kcal), es una medida de calor. Es la cantidad de calor que hay que aplicar a un gramo de agua para que su temperatura se incremente un grado centígrado.

¿QUÉ DIETA DEBO LLEVAR?

Es importante que usted conozca que no existe una dieta estándar para los pacientes diabéticos.

Cada diabético debe realizar una dieta equilibrada que se ajuste a sus necesidades, estilo de vida y actividad física. Los horarios, tipo y cantidad de comida también deberán ajustarse de forma individual.

Las necesidades energéticas de cada persona vienen determinadas por su talla, peso, edad, sexo y actividad física que realice habitualmente. Se calcula que aproximadamente una persona precisa entre 2.300 y 2.800 calorías al día durante la edad adulta, y que a partir de los 50 años esta cifra desciende a 1.500-2.000 calorías.

Si usted es diabético y tiene sobrepeso, la dieta debe estar encaminada a la reducción de su peso.

En diabéticos de tipo 2, la disminución del peso y la realización de la dieta, puede ser suficiente, junto con el ejercicio físico para el control de la glucemia.

Pero que uno tenga cubiertas las necesidades energéticas, no quiere decir que esté bien alimentado, hay que realizar una dieta equilibrada.

La dieta de las personas diabéticas al igual que las de la población general debe estar constituida por un 50-60 por 100 de hidratos de carbono, un 30-35 por 100 de grasas, y el resto de proteínas (15-20 por 100).

La dieta

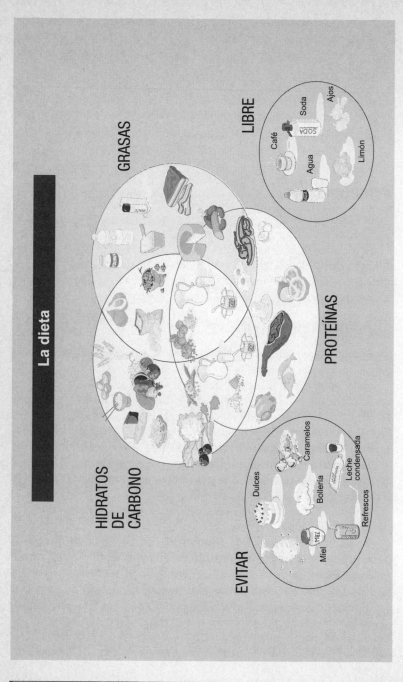

GRASAS

LIBRE

Café — Soda — Ajos

Agua — Limón

PROTEÍNAS

HIDRATOS
DE
CARBONO

EVITAR

Dulces — Caramelos — Leche condensada

Bollería — Refrescos

Miel

Las vitaminas, minerales, agua y otros elementos de la dieta, los aportará una alimentación variada.

Aquí recogemos las recomendaciones sobre la distribución diaria de los nutrientes.

En cuanto a los tipos de hidratos de carbono, sí hay diferencias con las personas no diabéticas, ya que éstas deben restringir los azúcares de absorción rápida como el azúcar, la miel, la fruta.

Un 80 por 100 de los azúcares que se aporten a la dieta deben ser de absorción lenta, ya que son azúcares más complejos, que tienen que descomponerse en moléculas más pequeñas en el tubo digestivo, y por tanto se absorben más lentamente.

Este tipo de azúcares los encontramos en la pasta, el arroz, los cereales, legumbres y tubérculos.

Recomendaciones sobre la distribución de los nutrientes en la ingesta diaria de calorías

Distribución recomendada de nutrientes en la ingesta diaria de calorías	
Hidratos de carbono	50-60%
Grasas	30-35%
Proteínas	15-20%

¿Qué alimentos son ricos en hidratos de carbono?

Aunque los alimentos en general contienen muchos nutrientes, vamos a separarlos por aquel que contiene principalmente.

Los hidratos de carbono (azúcares) se encuentran principalmente en el pan, las patatas, los cereales, la fruta, la pasta, el arroz, las legumbres y las verduras.

Un gramo de hidratos de carbono aporta 4 Kcal.

Los alimentos ricos en grasa son los aceites, la mantequilla y la margarina, los frutos secos, la panceta, etc.

Un gramo de grasa aporta 9 Kcal.

Las proteínas están fundamentalmente en la carne, el pescado, los huevos, la leche y derivados.

Cuando ingerimos 1 gramo de proteínas, estamos proporcionando al cuerpo 4 Kcal.

Calorías aportadas por cada nutriente

Calorías aportadas por cada tipo de nutriente		
Hidratos de carbono	4	kilocalorías
Grasas	9	kilocalorías
Proteínas	4	kilocalorías

¿QUÉ OCURRE CON LOS ALIMENTOS QUE HAY EN EL MERCADO PARA DIABÉTICOS?

Los alimentos comercializados para diabéticos sustituyen el azúcar por otros edulcorantes como el sorbitol o la fructosa que aportan calorías a la dieta, o el aspartamo, la sacarina, o el ciclamato que no aportan calorías.

La fructosa no es muy aconsejable en la dieta de las personas diabéticas, pues como ya hemos comentado anteriormente este azúcar aporta calorías. Sin embargo, la sacarina, el aspartamo o el ciclamato pueden utilizarse como edulcorantes a dosis razonables.

En cuanto a otros productos más elaborados existen:

• Mermeladas para diabéticos: Realizadas con un porcentaje de fruta y en las que se sustituye el azúcar por sorbitol. Este tipo de mermeladas pueden tomarse a dosis pequeñas (30 gramos al día).

Es importante que conozca que el sorbitol tiene un efecto laxante a dosis altas.

• Galletas, turrones, chocolates, y otros dulces para diabéticos: debe saber que están fabricados sin azúcar, pero contienen harina que aporta azúcares de absorción lenta.

Pueden ser consumidos por diabéticos, pero deben sustituir, si se toman a una ración de hidratos de carbono. Por ejemplo, si usted toma 30 gramos de pan por la mañana con el desayuno y ese día quiere tomar unas galletas para diabéticos, sustituirá la ración de pan por el equivalente en galletas. Es necesario que en la caja del fabricante venga especificada la composición exacta.

• Bebidas *ligth*: pueden ser consumidas por las personas diabéticas. No aportan ninguna caloría extra a la dieta.

¿QUÉ TIPOS DE DIETAS EXISTEN?

Actualmente existen dos formas de realizar las dietas; una basada en raciones, y otra en equivalencias.

• Las dietas basadas en raciones clasifican a los alimentos por grupos según su composición. Existen seis grupos de alimentos:
  –El grupo de la leche: que incluye la leche, el yogur y el kefir.
  –El grupo de los alimentos ricos en proteínas: como la carne, el pescado, los huevos y el queso.
  –El grupo de las verduras.
  –El grupo de las frutas.
  –El grupo de los farináceos que incluyen el pan, la pasta, el arroz, la harina, las legumbres y las patatas.
  –El grupo de las grasas: como la mantequilla, margarina, aceite, manteca de cerdo y los frutos secos.

En esta dieta se asignan una unidad que es la «ración», a cada grupo a la cual se hacen equivalentes todos los alimentos pertenecientes al grupo.

Se considera que una ración de hidratos de carbono equivalen a 10 gramos de los mismos.

Es decir que se puede sustituir un alimento de un grupo por otro del mismo grupo que aporte la misma cantidad de hidratos de carbono, y por tanto las mismas calorías.

Por ejemplo, sustituir una ración de naranjas (10 gramos de hidratos de carbono), son 100 gramos de naranja, y se podrían sustituir por 70 gramos de manzana, o 150 gramos de fresas, que equivalen respectivamente a una ración.

• En las dietas por equivalencias, se dan los gramos de los alimentos que se deben consumir y una tabla con sus equivalencias para que se puedan sustituir.

• Dietas ricas en fibra. Este tipo de dietas consisten en la ingesta de altas cantidades de fibra.

Las fibras son hidratos de carbono muy complejos que no son absorbibles por el intestino y que retrasan la absorción de los azúcares presentes en otros alimentos que ingerimos con la comida.

Las principales fibras que consumimos son:

  –La celulosa es el componente principal de la membrana de las células vegetales, y se encuentra principalmente en las verduras.
  –La hemicelulosa: que se encuentra en las envolturas de los cereales.
  –La pectina: procedente de las frutas y legumbres.

El efecto beneficioso de este tipo de dietas radica en que retrasan la absorción de los hidratos de carbono. Además de la ingesta de fibra, deben reducirse el total de las calorías procedentes de las grasas. Pero, como todas las cosas, no están exentas de inconvenientes, ya que para que sean realmente efectivas, se deben ingerir grandes cantidades de fibra que pueden provocar flatulencia, lo que las hace mal toleradas.

Equivalencias de algunos alimentos por ración

Equivalencias de los alimentos por ración		
Verduras	Fruta	Farináceos
300 g de acelga	80 g de cereza	50 g de patata
240 g de champiñón	70 g de higos	2 galletas
160 g de judías verdes	50 g de uvas	20 g de pan
320 g de espinacas	200 g de sandía	20 g de arroz
400 g de lechuga o pepino	150 g de fresa	12 g de macarrones
120 g de puerro	100 g de naranja	12 g de espaguetis
80 g de guisantes	70 g de manzana	20 g de garbanzos
240 g de pimientos	80 g de pera	
120 g de zanahoria	40 g de plátano	

¿Y LOS QUE SOMOS DIABÉTICOS Y VEGETARIANOS?

Dentro de las dietas vegetarianas hay:

Una dieta estricta, en la que se excluye todo tipo de alimentos de origen animal, como la carne, el pescado, los huevos, y la leche, y lo sustituyen por proteínas vegetales; por ejemplo las derivadas de la soja.

Una dieta en la que, aunque no se consume pescado o carne, si se ingieren leche o huevos, lo que proporciona algunas proteínas y vitaminas como la B_{12} que se encuentra en los productos animales, y por tanto no tiene algunas carencias nutricionales, que posee la dieta más estricta.

Sea cual sea el tipo de dieta que lleve, vegetariana o no, el especialista en nutrición será el que mejor evalúe sus necesidades y quien le pueda aconsejar sobre las diferentes opciones de dietas.

¿QUÉ OCURRE CON LAS TRANSGRESIONES DIETÉTICAS?

Las personas diabéticas deben llevar un control dietético lo mas estricto posible para mantener un buen control; sin embargo, siempre existen ocasiones, en las que por ser especiales, este control nutricional no se lleva a cabo. Por ejemplo la boda de un familiar o la comunión de un nieto pueden ser situaciones en las que nos reunimos alrededor de la comida y en las que es fácil saltarse la dieta.

No es cierto que por que uno se salte la dieta un día la transgresión no tenga importancia, pero somos humanos y es fácilmente comprensible este hecho.

Lo que podemos hacer es intentar seguir una serie de recomendaciones para evitar que esta transgresión dietética sea desmesurada.

¿QUE PUEDO HACER?

Evite las bebidas con alcohol. Si va a beber alguna bebida con alcohol, elija aquellas con el etiquetado de seco o brut. Si bebe alcohol debe hacerlo durante las comidas, no en ayunas, pues el alcohol puede desencadenar una hipoglucemia.

En el aperitivo elija alimentos bajos en grasa y azúcar, como gambas, tacos de jamón, espárragos, y evite los fritos, galletitas, o canapés.

No deje de cenar por haber realizado una comida copiosa. Recuerde que ha de ponerse la insulina o tomar su antidiabético oral como todos los días, y el omitir una comida puede ser una causa de hipoglucemia.

Es importante que ese día controle su glucemia antes y dos horas despues de la comida principal.

Intente ese día hacer más ejercicio físico, de forma que se queme la glucosa que hemos consumido de más. Un buen ejercicio en actos como bodas es aprovechar el baile.

RECUERDE

- La cantidad de energía que aporta cada alimento se mide en calorías.
- No existe una dieta estándar para los diabéticos. La dieta debe adaptarse a las necesidades, estilo de vida, y actividad física de cada persona.
- En los diabéticos obesos, la dieta debe ser hipocalórica, es decir, baja en calorías, para que reduzcan peso.
- El aporte de hidratos de carbono debe ser el 60 por 100 de lo que comemos.
- De estos hidratos de carbono, el 80 por 100 deben ser de absorción lenta; como el pan, la pasta, el arroz.
- Existen diferentes tipos de dietas.
- Cualquier problema o duda sobre su dieta, consúltela con su especialista en nutrición.

SABÍA USTED QUE...

- Aproximadamente el 60 por 100 de la población mundial sobrevive a base de una dieta que no le proporciona las calorías, proteínas, minerales y vitaminas suficientes.
- Algunos refrescos como la tónica o el *bitter*, que habitualmente se cree que tienen pocas caloría, en realidad tienen las mismas que otro refrescos como la Coca-Cola, o refrescos de naranja y limón.

CUESTIONARIO

1. Una caloría (Kcal) es:
   a) Una unidad de calor que se usa para medir la cantidad de energía que aporta cada alimento.
   b) Una unidad que se emplea para medir los hidratos de carbono.
   c) Una unidad para medir el peso de los alimentos.
   d) Todas las anteriores son ciertas.

2. En cuanto a la dieta de los diabéticos es cierto que:
   a) Es estándar.
   b) Siempre debe contener entre 2.000 y 2.500 calorías.
   c) En los diabéticos con sobrepeso, debe contener menos calorías para que bajen de peso.
   d) No debe tener en cuenta el estilo de vida o necesidades particulares de la persona.

3. Si consumimos 1 gramo de hidratos de carbono, estamos introduciendo en nuestro cuerpo:
   a) 4 calorías.
   b) 6 calorías.
   c) 8 calorías.
   d) 9 calorías.

4. Dieta en los diabéticos:
   a) El 60 por 100 de los nutrientes aportados en la dieta deben ser hidratos de carbono.
   b) Un 80 por 100 de los hidratos de carbono de la dieta tienen que ser de absorción rápida.
   c) Un 20 por 100 de los alimentos de la dieta provienen de alimentos como el azúcar o la fruta.
   d) Un 80 por 100 de lo que se aporta en la dieta deben ser proteínas.

5. Un gramo de grasa aporta:
   a) 4 Kilocalorías.
   b) 6 Kilocalorías.
   c) 8 Kilocalorías.
   d) 9 Kilocalorías.

6. Uno de estos alimentos no pertenece al grupo de alimentos que aporta hidratos de carbono de absorción lenta:
a) Los macarrones.
b) El arroz.
c) Las naranjas.
d) El pan.

7. Cuál de estos alimentos aporta fundamentalmente proteínas a la dieta:
a) La mantequilla.
b) El maíz.
c) La carne.
d) El calabacín.

8. Cuál de estos edulcorantes aporta calorías a la dieta.
a) Sacarina.
b) Sorbitol.
c) Ciclamato.
d) Aspartamo.

9. Cuál de estas dietas se basa en formar grupos de alimentos:
a) La dieta basada en raciones.
b) La dieta basada en equivalencias.
c) La dieta rica en fibra.
d) La dieta ovolacteovegetariana.

10. Una ración equivale a:
a) 20 gramos de hidratos de carbono.
b) 15 gramos de hidratos de carbono.
c) 10 gramos de hidratos de carbono.
d) 5 gramos de hidratos de carbono.

EL EJERCICIO FÍSICO

Sea para mañana que para luego es tarde
(Refranero español).

¿QUÉ OCURRE CUANDO PRACTICAMOS EJERCICIO?

Cuando comenzamos a hacer ejercicio, los músculos que entran en acción demandan energía. Inicialmente, esta energía la obtienen de la glucosa, que proviene de los depósitos de glucagón que se encuentran en el músculo.

Aproximadamente durante los treinta primeros minutos de ejercicio, estos depósitos musculares se agotan, y el músculo que sigue en actividad comienza a consumir la glucosa sanguínea y la que proporcionan los depósitos de glucógeno del hígado.

Si continuamos haciendo ejercicio durante más de una hora, comenzaremos a usar las grasa como fuente de energía.

¿Cómo responde la insulina al ejercicio?

La respuesta normal del organismo ante el ejercicio físico es la disminución de la producción de insulina.

¿Qué beneficios se obtienen de la practica de ejercicio?

Los beneficios que aporta el ejercicio físico son múltiples.

Está demostrado que la práctica regular de algún deporte disminuye el estrés, mejora nuestra capacidad de concentración y disminuye el apetito.

Además, tiene efectos beneficioso sobre el corazón y los pulmones, mejora el tono muscular, disminuye el colesterol LDL (comúnmente llamado colesterol malo), y aumenta el colesterol HDL (también llamado colesterol bueno).

También ayuda a normalizar la tensión arterial en hipertensos, y corrige el estreñimiento, al movilizar nuestro intestino.

En definitiva, aumenta nuestra sensación de bienestar y mejora nuestra calidad de vida.

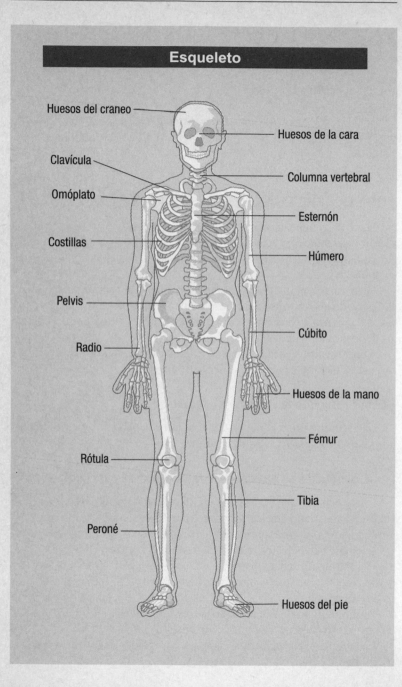

Esqueleto

Huesos del craneo

Huesos de la cara

Clavícula

Columna vertebral

Omóplato

Esternón

Costillas

Húmero

Pelvis

Cúbito

Radio

Huesos de la mano

Fémur

Rótula

Tibia

Peroné

Huesos del pie

Y ¿que beneficios obtienen los diabéticos?

A los ya enumerados, en los diabéticos tipo 2, el ejercicio disminuye la resistencia a la insulina mejorando el control de la glucemia.

También favorece la pérdida de peso en las personas diabéticas con sobrepeso al aumentar el numero de calorías que se consumen.

En los diabéticos tipo 1, el ejercicio reduce las dosis de insulina que se tienen que administrar.

¿Cómo debo practicar ejercicio?

Si hemos tomado la decisión de practicar ejercicio, debemos comenzar de forma gradual, aumentando poco a poco la intensidad del mismo.

Es conveniente que comience con un precalentamiento para estirar los músculos y preparar al cuerpo para una actividad más intensa.

El ejercicio debe practicarse de forma regular, 2 o 3 veces por semana por ejemplo, y a ser posible, siempre a la misma hora y con idéntica duración.

Para evitar la aparición de hipoglucemia por habernos excedido es recomendable que la práctica de ejercicio se realice tras una de las comidas principales, que es cuando la glucosa en sangre está más alta.

¿Qué deportes puedo practicar?

Se puede practicar cualquier tipo de deporte, aunque tiene que tomar una serie de precauciones.

Si no hay ningún deporte que le guste o que se adapte a su condición física o edad, el caminar es una actividad fácil que puede realizar.

Además de caminar y hacer deporte existen otras formas de mantenerse activo, como subir escaleras, arreglar el jardín, etc. que ayudan a consumir calorías.

A continuación se recoge el consumo de calorías por minuto que se consumen con determinados ejercicios según el peso.

Consumo de calorías/minuto por actividad física ajustado al peso

Peso	60 kg	70 kg	80 kg	90 kg
Baloncesto	8,5	10,0	11,2	12,6
Balonmano	8,6	10,0	11,5	12,9
Correr a 5 km/h	4,2	5 5,	6,0	6,3
Ciclismo a 8 km/h	3,8	4,5	5,0	5,7
Esquí	9,0	10,6	12,0	13,6
Fútbol	8,2	9,6	11,0	12,33
Natación	7,6	9,0	10,0	12,5
Patinaje	7,0	8,0	9,0	10,5
Tenis	6,5	7,5	8,5	9,6

¿Qué debemos hacer antes de iniciar un ejercicio?

• Antes de comenzar cualquier tipo de ejercicio de forma regular, acuda a su médico para que le haga una revisión y valore si está en condiciones físicas para practicarlo.

• Si su médico no ve inconvenientes para su salud en la práctica del deporte que ha escogido, lo primero que se debe hacer antes de iniciarlo es comprobar la glucemia capilar.

–Si la glucemia es menor de 100 mg, debemos tomar un suplemento de hidratos de carbono, por ejemplo una pieza de fruta, 3 o 4 galletas, o una bebida isotónica.

–Si la glucemia se encuentra entre 100 y 250 mg, pude realizar ejercicio sin riesgo.

–Si la glucemia es superior o igual a 250 mg, es aconsejable valorar la presencia de cuerpos cetónicos en la orina.

En este caso, cuando la cetonuria sea negativa se puede empezar el ejercicio, pero si es positiva no se debe comenzar el ejercicio hasta que la cetonuria sea negativa y la glucemia haya disminuido.

• En algunos casos se debe reducir la dosis de insulina.

Consulte con su médico la reducción de la dosis de insulina que debe realizar, pues ésta dependerá del tipo y la duración de la actividad física que practique.

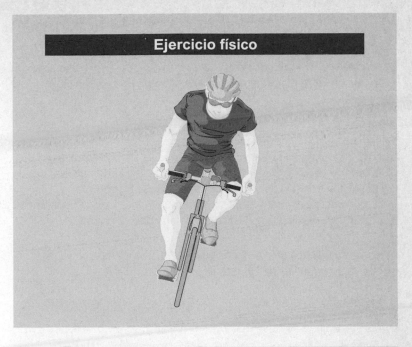

Ejercicio físico

OTRAS RECOMENDACIONES

• No inicie su actividad física en el pico de máxima acción de la insulina que haya sido previamente administrada.

• Evite inyectarse insulina en los lugares del cuerpo que vayan a ejercitarse, pues se absorberá más rápidamente.

Por ejemplo, si usted va a correr, inyéctese la insulina en el abdomen o los brazos. Si lo que más va a ejercitar son los brazos, por ejemplo jugando al balonmano, inyéctese la insulina en al abdomen o en las piernas. Para deportes en los que se utilizan todos los músculos, como en la natación, lo mejor es inyectarse la insulina en el abdomen.

• Si va a practicar ejercicio durante mucho tiempo, acuérdese de tomar suplementos extra de hidratos de carbono (fruta, galletas, una barrita energética...).

• Beba agua durante el ejercicio para evitar la sed, la deshidratación y, en definitiva, una descompensación de su glucemia.

• Debe aumentar la ingesta de hidratos de carbono dos horas después del ejercicio, siempre en función de la intensidad y duración del mismo. Recuerde que el ejercicio consume glucosa, y puede aparecer una hipoglucemia retardada hasta 24 horas después.

- Lleve azúcar de absorción rápida, por si durante la actividad nota algún síntoma de hipoglucemia.
- Use un calzado adecuado, para evitar lesiones en los pies.

¿Todos los ejercicios son iguales?

En función del tiempo que se practique un deporte y de la intensidad del mismo, varia la cantidad de hidratos de carbono que se consumen, por eso las necesidades de insulina y de hidratos de carbono suplementarios durante el ejercicio deben ajustarse al mismo.

Aquí recogemos una serie de recomendaciones para el buen ajuste de la glucemia según sea la duración e intensidad del ejercicio.

Recomendaciones sobre el control de la glucemia según la intensidad del ejercicio

	Recomendaciones
Ejercicios aeróbicos de 30-60 minutos (correr, nadar, bicicleta)	Controlar los niveles de glucemia. Llevar un suplemento de hidratos de carbono
Ejercicios de 60-90 minutos (baloncesto, fútbol, balonmano)	Control de la glucemia antes y después del ejercicio. Llevar suplementos de hidratos de carbono
Ejercicios de larga duración (más de 2 horas)	Reducir las dosis de insulina rápida un 50% y la retardada un 25-50% de la dosis de la mañana. Reducir la retardada de la noche un 25%. Ingerir suplementos de hidratos de carbono
Ejercicios breves con mucho esfuerzo (lucha, pruebas de velocidad)	Vigilar la glucemia
Ejercicios de larga duración con actividad intermitente (esquí)	Rebajar la dosis de insulina. Suplementos de hidratos de carbono cada 2 horas y en la cena

RECUERDE

- Durante la actividad física, aumentan las demandas de glucosa en el músculo.
- Practicar algún ejercicio físico disminuye el estrés y mejora la calidad de vida.
- Contribuye a la pérdida de peso en obesos, lo que lo hace una parte importante del tratamiento en diabéticos tipo 2.
- La actividad física disminuye la resistencia a la insulina y las necesidades de insulina.
- Los diabéticos pueden practicar cualquier deporte.
- Debe realizarse un chequeo médico antes de comenzar a practicar un deporte de forma regular.
- Debe controlarse la glucemia capilar, antes y después de hacer ejercicio.
- Si va a realizar un ejercicio importante y se inyecta insulina, debe consultar a su médico pues quizá haya que reducir la dosis.
- No olvide llevar algún alimento rico en azúcares, para evitar las hipoglucemias.

SABÍA USTED QUE...

- Existen tres tipos de músculo en nuestro cuerpo. El músculo esquelético, que mueve los huesos, el músculo cardiaco que es el que forma parte de nuestro corazón y el músculo liso, presente en los vasos sanguíneos o el tubo digestivo.
- El levantamiento de pesas aumenta el tamaño de los músculos y la fuerza de los mismos.
- El animal más rápido sobre dos patas es el avestruz, que puede alcanzar los 67 Km/h durante grandes distancias y el más rápido en el agua es el pez aguja que llega a alcanzar los 110 Km/h.
- El esgrima surgió como deporte cuando se prohibieron los duelos a finales del siglo XIX y es el único deporte olímpico de procedencia española.

CUESTIONARIO

1. Durante el ejercicio físico:
a) Aumentan las necesidades de glucosa del músculo.
b) Se movilizan los depósitos de glucógeno.
c) Si el ejercicio es muy prolongado se puede usar la grasa para obtener energía.
d) Todas las anteriores respuestas son correctas.

2. La liberación de insulina durante la actividad física:
a) Aumenta.
b) Disminuye.
c) La liberación de insulina no se modifica con el ejercicio físico.
d) Las opciones a y c son correctas.

3. Cuál de estas opciones acerca de la práctica de ejercicio no es correcta:
a) La actividad física disminuye la resistencia a la insulina.
b) Favorece la pérdida de peso.
c) Disminuye los requerimientos de insulina.
d) El ejercicio aumenta la resistencia a la insulina en diabéticos de tipo 2.

4. Con respecto a los beneficios que aporta el ejercicio es falso que:
a) Mejora el control de la tensión arterial.
b) Disminuye los niveles de LDL-colesterol.
c) Disminuye los niveles de HDL-colesterol.
d) Disminuye el apetito.

5. En los diabéticos tipo 2 obesos el ejercicio:
a) Aumenta las resistencias a la insulina.
b) Empeora el control de la glucemia.
c) Favorece la aparición de glucosuria.
d) Ayuda a disminuir el peso.

6. Con respecto a la forma de hacer deporte es cierto que se debe practicar:
a) De forma regular 2 o 3 veces por semana.
b) Esporádicamente, cuando me acuerde.

c) Nunca con la misma duración.

d) No hace falta hacer precalentamiento.

7. Antes de comenzar a hacer ejercicio es conveniente:

a) Realizarse un reconocimiento médico con el fin de evaluar las condiciones físicas y si es posible la práctica del deporte elegido.

b) Medir la glucemia capilar.

c) Medir los cuerpos cetónicos cuando la glucemia es mayor de 250 mg/dl.

d) Todas las opciones anteriores son correctas.

8. Señale la asociación correcta con respecto al control de glucemia previo al ejercicio:

a) Glucemia < 100 mg/dl → Practicar ejercicio sin riesgos.

b) Glucemia entre 100- 250 mg/dl→ Ingerir hidratos de carbono.

c) Glucemia mayor de 250 mg/dl y cetonuria negativa →Comenzar el ejercicio.

d) Glucemia mayor de 250 mg/dl y cetonuria positiva→ Ingerir glucosa.

9. Durante ejercicios prolongados es falso que se debe:

a) Beber abundante agua para evitar la deshidratación.

b) Tomar suplementos de hidratos de carbono.

c) Medirse la glucemia antes y después del ejercicio.

d) Ajustar las dosis de insulina.

10. Cuál de estos deportes puede practicar un diabético:

a) Salto de longitud.

b) Ciclismo.

c) Natación.

d) Todos los anteriores.

EL TRATAMIENTO CON ANTIDIABÉTICOS ORALES

Si la píldora bien supiera, no la doraran por fuera
(Refranero español).

INTRODUCCIÓN

Cuando aparece la diabetes tipo 2, los pilares iniciales de tratamiento son la dieta, que si existe exceso de peso debe ser hipocalórica, y el ejercicio físico regular.

Si este tratamiento inicial no consigue los objetivos marcados, hay que comenzar con tratamiento farmacológico con antidiabéticos orales.

¿A QUÉ LLAMAMOS ANTIDIABÉTICOS ORALES?

Al hablar de antidiabéticos orales nos referimos al conjunto de fármacos que ayudan al diabético a controlar la enfermedad.

Este tipo de fármacos sólo pueden ser usados por diabéticos tipo 2, en los que todavía se produzca algo de insulina por el páncreas.

Están totalmente contra indicados por tanto en los diabéticos de tipo 1.

¿QUÉ TIPOS DE ANTIDIABÉTICOS EXISTEN?

Existen diferentes tipos de antidiabéticos, que se diferencian unos de otros en su mecanismo de acción y características farmacológicas.

Hoy en día podemos clasificarlos según el mecanismo de acción en tres grupos:

• Fármacos que estimulan la secreción de insulina por las células beta pancreáticas, como el grupo de las sulfonilureas y el de las metiglinidas.

• Fármacos que mejoran la sensibilidad de las células a la acción de la insulina, como las biguanidas y las tiazolidinedionas.

• Fármacos que retrasan la absorción de algunos hidratos de carbono en el intestino, al inhibir (inactivar), las enzimas responsables de su descomposición en partículas más pequeñas, como los inibidores de la alfa glucosidasa.

Clasificación de los distintos antidiabéticos orales según su mecanismo de acción

Mecanismo de acción	Tipos de fármacos
Estimulan la secreción de insulina	Sulfonilureas y metiglinidas
Disminuyen la resistencia periférica a la insulina	Biguanidas y tiazolidinedionas
Retrasan la absorción de hidratos de carbono	Inhibidores de la alfaglucosidasa

Las sulfonilureas

¿CÓMO ACTÚAN?

Las sulfonilureas, fueron introducidas en el mercado en los años 50.

Son fármacos que disminuyen los niveles de glucemia, al estimular la liberación de insulina por las células beta pancreáticas.

También se les atribuyen efectos extra pancreáticos, aumentando la sensibilidad de los tejidos sobre los que actúa la insulina (hígado, músculo, tejido adiposo), donde aumentan el número de receptores de insulina, contribuyendo a que disminuya la resistencia a la acción de la hormona.

Según la duración de su acción las podemos clasificar:

• De acción rápida, como la tolbutamida (Rastinon), glipicina (Minodiab o Glibinese), gliquidona (Glurenor), y la glicosidamida, que requieren 3 dosis diarias.

• De acción intermedia, como la tolazamida, glibenclamida (Daonil, Euglucon, Norglicem) y glicacida (diamicron), que solo precisan 2 dosis al día.

• De acción lenta, como la clorpropamina (Diabinese) y glimepirida (Amaryl, Roname), que se administran en una sola toma.

¿QUÉ EFECTOS SECUNDARIOS TIENEN?

El más frecuentes es la hipoglucemia, que es el efecto principal de este grupo de fármacos.

Otros efectos secundarios que puede producir son:

• Toxicidad hepática.

• Alteraciones cutáneas; como erupciones, picor, etc.

• Molestias gastrointestinales; como náuseas, vómitos, diarrea.
• Alteraciones en la sangre: anemias, disminución de las plaquetas y los leucocitos.

¿QUÉ CONTRAINDICACIONES TIENEN?

No deben usarse las sulfonilureas como tratamiento de la diabetes en las siguientes ocasiones:

• Cuando la causa de la diabetes ha sido una enfermedad del páncreas.
• En pacientes con alteración importante de la función del riñón (insuficiencia renal).
• Durante el embarazo o la lactancia.
• Cuando se va a ser sometido a una intervención quirúrgica, o cuando existe otra enfermedad intercurrente grave.
• Tampoco se debe utilizar en alérgicos a las sulfamidas, ya que estos fármacos, derivan de las sulfamidas.

Biguanidas

Son el segundo grupo de fármacos utilizados en el tratamiento de la diabetes mellitus. Constituido por la fenformina, buformina y metformina (la última comercializada en España con el nombre de Diamben 850).

¿CUÁL ES SU MECANISMO DE ACCIÓN?

Las biguanidas no tienen ningún efecto sobre el páncreas, actúan a nivel extra-pancreático produciendo:

• Una disminución de la producción hepática de glucosa, y un aumento de su captación sobre todo a nivel muscular.
• Estimulan la absorción de glucosa por los tejidos.
• Disminuyen la absorción de glucosa a nivel intestinal.
• Disminuyen los niveles circulantes de ácidos grasos libres, LDL-colesterol, y triglicéridos y aumentan los niveles de HDL-colesterol.
• Tiene efecto anorexígeno, es decir reduce el apetito, lo que la hace especialmente indicada en el tratamiento de pacientes con diabetes tipo 2 obesos, salvo que exista una contraindicación para su uso.

¿QUÉ EFECTOS SECUNDARIOS TIENEN?

Al no tener acción sobre las celulas beta pancreáticas, no producen hipoglucemia, pero producen otros efectos adversos como:

• Molestias gastrointestinales: son los efectos secundarios más frecuentes. Pueden producir síntomas como anorexia, náuseas, vómitos, dolor abdominal, diarrea o sabor metálico. Suelen aparecer al inicio del tratamiento y generalmente son transitorios.

• También producen alteraciones sanguíneas como la anemia macrocítica, por mala absorción de vitamina B_{12}.

• Al igual que las sulfonilureas pueden aparecer reacciones cutáneas como erupciones o prurito.

Sin embargo la acidosis láctica es el efecto adverso más grave producido por estos fármacos, pero siempre que se evite su uso en situaciones predisponentes, es poco frecuente.

¿QUÉ SITUACIONES CONTRAINDICAN SU USO?

Cuando existe alguna enfermedad asociada a la diabetes que disminuya el aporte de oxigeno a los tejidos, por ejemplo en la enfermedad pulmonar o cardiovascular grave.

Tampoco está indicado su uso en personas con insuficiencia renal y insuficiencia hepática grave o alcohólicos.

Deben suspenderse siempre cuando existan infecciones graves, o cuando el paciente vaya a ser sometido a cirugía mayor o a alguna exploración que requiera el uso de contrastes iodados.

También están contraindicados en el embarazo o lactancia.

Las metiglinidas

Dentro de este grupo encontramos dos fármacos; la repaglinida, cuyo nombre comercial es Norvonorm y la nateglinida, conocida con el nombre comercial de Starlix.

¿CÓMO ACTÚAN ESTOS FÁRMACOS?

El mecanismo por el que actúan es similar al de las sulfonilureas y, como éstas, aumentan la secreción de insulina al estimular a las células beta.

Tienen un efecto más rápido sobre los niveles de glucosa en sangre tras la ingesta. Si comparamos la repaglinida y la nateglinida, esta última tiene un efecto más rápido y más corto.

Se deben tomar 15-20 minutos antes de las comidas.

Sus efectos adversos y contraindicaciones son similares a los de las sulfonilureas.

Inhibidores de la alfaglicosidasa

¿CUÁL ES EL MECANISMO POR EL QUE REDUCEN LA GLUCOSA?

Actúan inhibiendo las alfa-glucosidasas intestinales y la alfa-amilasa pancreática, enzimas encargadas del metabolismo de los hidratos de carbono, retrasando su digestión y por lo tanto disminuyendo el pico de glucemia después de la ingesta.

Dentro de este grupo encontramos dos fármacos: la acarbosa comercializada con los nombres comerciales de Glucobay o Glumida, y el miglitiol cuyos nombres comerciales son Diastabol y Plumarol.

¿QUÉ EFECTOS ADVERSOS TIENEN LOS INHIBIDORES DE LAS ALFAGLUCOSIDASAS?

Los más frecuentes son los gastrointestinales (meteorismo, flatulencia, diarrea), derivados de la fermentación de los hidratos de carbono en el intestino grueso.

Aparecen generalmente al iniciar el tratamiento, y dependen de la dosis y son transitorios.

Para evitar su aparición se suele empezar por dosis bajas del fármaco, que se van aumentando cada cierto tiempo (cada 2-4 semanas), según lo vayamos tolerando.

Si se administran conjuntamente con insulina, sulfonilureas o biguanidas, puede ser necesario reducir las dosis de estos fármacos, por el riesgo de producir hipoglucemias.

¿QUÉ SITUACIONES CONTRAINDICAN SU USO?

No se deben usar los inhibidores de la alfaglucosidasa en mujeres embarazadas, durante la lactancia, o cuando haya alguna enfermedad intestinal asociada o pancreatitis (inflamación del páncreas).

Las tiazolidinedionas

Dentro de este grupo de fármacos, encontramos la rosiglitazona y la pioglitazona.

¿CÓMO ACTÚAN?

Actúan disminuyendo la resistencia de los tejidos a la insulina. Al igual que las biguanidas, no estimulan la célula beta para que secrete más insulina y es raro que produzcan hipoglucemia.

¿QUÉ EFECTOS SECUNDARIOS TIENEN?

Se han descrito como efectos secundarios el aumento de peso, la retención de líquidos y una elevación de las transaminasas (enzimas del hígado), reversible al suspender el tratamiento.

¿QUÉ CONTRAINDICACIONES TIENEN?

No deben utilizarse en caso de fallo cardiaco, anemia, o enfermedades hepáticas.

¿Qué tipo de fármaco debo tomar?

El tratamiento que debe realizar siempre debe ser prescrito por un médico.

Evite la automedicación, y si ya está tomando algún antidiabético, no varíe las dosis de la medicación a su antojo. Hay diabéticos que cuando se exceden comiendo, suplen este exceso aumentando la dosis de antidiabético, y esto es un error.

Si un solo fármaco no controla su glucemia de forma adecuada, su médico puede asociar fármacos de diferentes mecanismos de acción para un mejor control. También existe la posibilidad de asociar al tratamiento con antidiabéticos orales insulina.

RECUERDE

- Los antidiabéticos orales, se usan para el control de la glucemia en diabéticos tipo 2, en los que todavía existe algo de producción de insulina por el páncreas.
- No deben usarse para el control de la glucemia en diabéticos tipo 1, o en la diabetes gestacional.
- Estos fármacos actúan aumentando la excreción de insulina por el páncreas, estimulando la absorción de glucosa por los tejidos o retrasando la absorción de los hidratos de carbono en el tubo digestivo.
- Un efecto secundario de estos fármacos es que pueden producir hipoglucemia.
- Pueden asociarse distintos antidiabéticos para el control de la glucemia.
- Debe evitar la automedicación, iniciar un tratamiento sin prescripción facultativa o saltarse dosis.
- Su médico debe ser el que prescriba el tratamiento que más le convenga.

SABÍA USTED QUE...

- En 1942, Jambon descubrió el efecto hipoglucemiante de las sulfonamidas mientras empleaba estos antibióticos en el tratamiento del tifus.
- Algunos medicamentos que se usan hoy provienen de las plantas como la atropina, que proviene de una planta llamada *Atropa belladona*.

CUESTIONARIO

1. Con respecto a los antidiabéticos orales no es cierto que:
a) Se usan también en las mujeres diabéticas que están embarazadas.
b) Se emplean en diabéticos en los que su páncreas todavía produce insulina.
c) El médico los prescribe cuando han fracasado la dieta y el ejercicio.
d) Están indicados en el tratamiento de los diabéticos de tipo 2

2. Cuál de estos grupos de antidiabéticos retrasa la absorción de los azúcares en el tubo digestivo:
a) Las sulfonilures.
b) Los que inhiben las alfa glucosidasa.
c) Las metiglinidas.
d) Las biguanidas.

3. Con respecto a las sulfonilureas:
a) Las pueden tomar las personas alérgicas a las sufamidas.
b) Si uno come en exceso un día, puede aumentar la dosis que toma habitualmente pues no tienen efectos secundarios.
c) No producen hipoglucemia.
d) Aumentan la secreción de insulina.

4. Con respecto a las Biguanidas:
a) Tienen efecto sobre el apetito.
b) Aumentan la captación de glucosa por los tejidos.
c) Pueden producir sabor metálico.
d) Todas las anteriores son ciertas.

5. Los inhibidores de la alfaglucosidasas:
a) Ayudan a que se absorba más rápido el azúcar de los alimentos.
b) Pueden producir flatulencia.
c) Se usan en diabéticas que están dando el pecho a sus hijos.
d) Las opciones a y c son falsas.

6. La repaglinida es un fármaco que pertenece al grupo de las:
a) Biguanidas.
b) Sulfonilureas.

c) Metiglinidas.
d) Inhibidores de la alfa glicosidasa.

7. Con respecto a las metiglinidas es cierto que:
a) Se deben tomar 2 horas antes de las comidas.
b) El efecto secundario más frecuente es la acidosis láctica.
c) Aumentan la secreción de insulina.
d) Todas las opciones anteriores son correctas.

8. Cuál de estos fármacos pertenece al grupo de las sulfamidas:
a) El miglitól.
b) La glipicina.
c) La metformina.
d) La nateglinida.

9. Cuál es el efecto secundario más grave de las biguanidas:
a) La anemia por déficit de B_{12}.
b) La diarrea.
c) La acidosis láctica.
d) Las erupciones cutáneas.

10. Entre los efectos de las tiazolidinedionas no se encuentra:
a) La retención de líquidos.
b) La disminución de peso.
c) La disminución de las resistencias de los tejidos a la insulina.
d) El aumento de las transaminasas.

EL TRATAMIENTO CON INSULINA

A casa vieja, puertas nuevas
(Refranero español).

INTRODUCCIÓN

El páncreas de un diabético tipo 1 no es capaz de producir insulina, y por eso debe inyectársela. Los diabéticos tipo 2 que no se controlan con dieta, ejercicio y medicamentos por vía oral, requerirán también un tratamiento con insulina.

La insulina se mide en unidades. La insulina U100 se llama así porque hay 100 unidades de insulina en cada mililitro de solución. En una botella de insulina U100, hay 1.000 unidades de insulina.

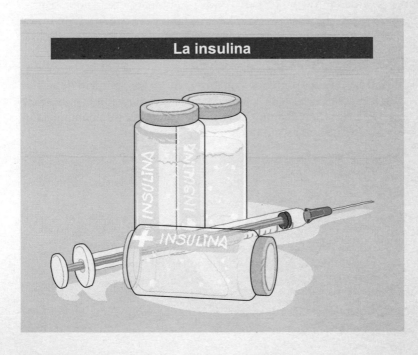
La insulina

¿DE DÓNDE PROVIENE LA INSULINA QUE USAMOS?

En un principio se emplearon las insulinas de origen bovino y porcino, hoy prácticamente en desuso.

Las insulinas que se usan actualmente se obtienen a través de técnicas de ingeniería genética, a partir de una bacteria llamada *Escherichia Coli*, o levaduras y tienen una estructura similar a la insulina humana, son las llamadas insulinas biosintéticas.

¿QUÉ TIPOS DE INSULINAS HAY?

Existen varios tipos de insulina con distintas características, que las hacen diferentes como:

- El tiempo que tarda en comenzar a hacer efecto tras la inyección.
- El tiempo que tardan en alcanzar el máximo efecto.
- La duración.

INSULINA REGULAR

Comienza a actuar rápidamente y su duración en el cuerpo es corta. Se usa antes de la comida para controlar la hiperglucemia que se produce después. También se puede combinar con insulina lenta. Debe inyectarse 20-30 minutos antes de la comida.

INSULINA LISPRO

Es una insulina sintética similar a la humana. Su inicio de acción es más rápido que el de la insulina regular y su duración más corta. Se debe inyectar inmediatamente antes de la comida y en combinación con otra insulina de acción más prolongada.

INSULINA NPH

Este tipo de insulina lleva asociada una sustancia llamada protamina, para poder producir su acción prolongada.

INSULINA NPL

Derivada de la unión de la insulina lispro con protamina, lo que la trasforma en otro tipo de insulina de acción intermedia.

INSULINA LENTA

Tiene asociado cinc a su molécula, para producir una acción prolongada semejante a la de la insulina NPH.

INSULINA ULTRA-LENTA

Lleva unido grandes cantidades de cinc lo que permite prolongar su acción más de 24 horas. Este efecto prolongado permite mantener un nivel de insulina basal de forma más constante.

INSULINAS DE ACCIÓN BIFÁSICAS (mezclas de insulinas)

Suelen estar constituidas por mezclas de insulina regular y NPH o análogo de insulina rápida y NPL.

Diferentes tipos de insulina

	Inicio de la acción	Actividad máxima	Duración
Insulina lispro (Humalog)	5-15 minutos	30 minutos	3 o 4 horas
Insulina regular	30-60 minutos	2 o 3 horas	De 4 a 6 horas
Insulina NPH/NPL	2-3 horas	6-10 horas	12-18 horas
Insulina lenta	2-3 horas	6-10 horas	12-18 horas
Insulina ultra lenta	2-3 horas	12-16 horas	18-24 horas
Insulinas bifásicas	30-60 minutos	Dos picos a las 2-3 horas y a las 6-10 horas	12-18 horas

El tipo de insulina que debe utilizar y el numero de dosis, lo ajustará su médico en función de sus necesidades para obtener un adecuado control.

Actualmente podemos encontrar la insulina en viales (frascos) de 100U, en los que la dosis de insulina debe ser cargada en una jeringuilla, para su administración o bien bolígrafos ya precargados.

¿CÓMO SE CARGA LA INSULINA DE UN VIAL?

La técnica para cargar la insulina de un frasco a la jeringuilla desde la que se va a inyectar es más sencilla de lo que parece.

Lo primero que se debe hacer es desinfectar el tapón de goma con alcohol.

A continuación se carga la jeringuilla con una cantidad de aire igual a la cantidad de insulina a inyectar.

Una vez cargado el aire en la jeringa, se procede a introducir éste en el frasco. Tras esta operación, con la jeringa todavía dentro del vial, se invierte la posición de éste, de forma que quede el tapón hacia abajo, y se deja caer el émbolo hasta que se obtienen algunas unidades más de insulina de las necesarias.

Se retira la aguja del frasco y se dan pequeños golpes a la jeringa, para que las burbujas de aire que han quedado dentro, alcancen la parte superior, haciéndolas desaparecer al empujar el émbolo.

¿EN QUÉ PARTES DEL CUERPO PUEDO INYECTARME LA INSULINA?

Los lugares más apropiados para la inyección de insulina son el abdomen, las piernas, las nalgas y los brazos.

Es importante que no se inyecte siempre en la misma zona, pues pueden aparecer complicaciones en la zona de inyección, como la proliferación del tejido adiposo (lipodistofia).

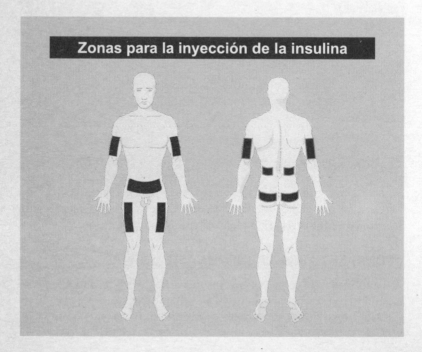

Zonas para la inyección de la insulina

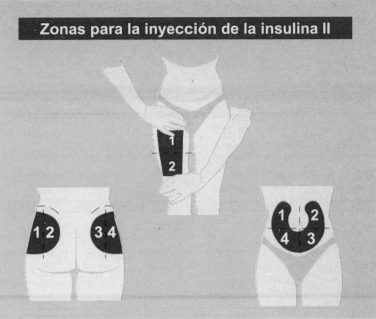

Zonas para la inyección de la insulina II

La forma de evitar la lipodistrofia es rotando el sitio de inyección.

¿Es igual una parte del cuerpo que otra?

La insulina no siempre se absorbe de la misma manera.

La velocidad a la que se absorbe la insulina, depende de una serie de factores como:

LA ZONA DE LA INYECCIÓN

La absorción mas rápida y de forma más regular se produce en el abdomen, que es la zona más vascularizada.

Y la más lenta en el muslo.

LA ACTIVIDAD FÍSICA

Si inyectamos la insulina en las zonas que están implicadas en la realización de una actividad física, la absorción se acelera.

Por eso los glúteos y muslos, son las zonas de inyección idóneas para utilizar por la noche, y el abdomen durante el día.

También la aplicación de calor local y los masajes en la zona de inyección hacen que la insulina se absorba con mayor rapidez.

¿Cómo se inyecta la insulina?

La insulina debe inyectarse en el tejido subcutáneo. Para su correcta administración, limpie la zona en que se vaya a inyectar la insulina y coja un pellizco de piel entre el dedo índice y el pulgar.

Si usted usa plumas con insulinas intermedias o mezclas de insulina, debe agitarla en sentido vertical antes de inyectarla.

A continuación penetre con la aguja de la jeringuilla o el bolígrafo con un ángulo de unos 90 grados, es decir perpendicular a la piel (a 45 grados en el brazo).

Antes de la inyección debe aspirar suavemente para confirmar que no sale ninguna gota de sangre. Si saliese sangre, cambie de sitio de inyección.

Inyecte la insulina y mantenga la aguja durante unos 5-10 segundos en el sitio de inyección y retire la aguja.

Si usted inyecta la insulina en el tejido muscular en vez de en el subcutáneo no notará ninguna molestia, pero la insulina se absorberá más rápidamente. Sin embargo, si la inyección es muy superficial (en la piel), se hace lenta la absorción y aparece enrojecimiento y dolor en la zona de inyección.

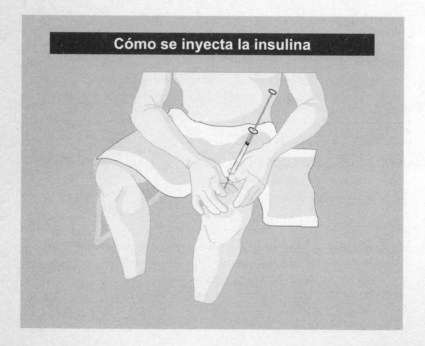

Cómo se inyecta la insulina

Los bolígrafos de insulina tienen algunos inconvenientes a la hora inyectar la insulina, como que no es posible aspirar después de la inyección, lo que no permite saber si se está pinchando en un vaso pequeño.

Por otro lado se pueden formar burbujas de aire que si no se controlan provocan errores en la dosificación.

La mejor manera de aprender ha inyectar correctamente la insulina es con la práctica. Existen unos programas de educación para personas diabéticas donde le enseñarán a inyectarse correctamente y podrá practicarlo.

¿Cómo se debe conservar la insulina?

La insulina que esté al uso se conserva en perfecto estado a temperatura ambiente no superior a 30°C durante un mes.

Evite exponerla de forma directa a la luz del sol.

Si tiene en casa insulina de reserva es conveniente que la guarde en el frigorífico protegida de la luz y nunca a menos de 4°C. Si tiene que utilizarla, sáquela de la nevera una hora antes. La insulina que se inyecta fría puede ser dolorosa.

Recuerde que temperaturas superiores a 40°C e inferiores a 0°C, destruyen la insulina o alteran su eficacia.

Si observa que la insulina rápida que habitualmente es transparente se vuelve turbia, o que la insulina retardada presenta grumos que no se disuelven, debe desecharla, pues es indicativo de que pueda estar en mal estado.

Todas las insulinas pueden caducar.

¿Qué es la bomba de insulina?

Consiste en un pequeño aparato que se puede transportar en el bolsillo o el cinturón, compuesto por un reservorio para la insulina, una pequeña aguja que va introducida debajo de la piel, y un dispositivo electrónico que hace avanzar el embolo de la jeringuilla.

Este tipo de bombas administran de forma continua una dosis de insulina de forma basal durante las 24 horas y unos bolos de insulina antes de las comidas, que se calculan según las mediciones de la glucemia capilar.

Su uso actualmente está reservado a algunas situaciones especiales y durante cortos espacios de tiempo, pues su uso permanente no está exento de riesgos, como infecciones debidas a la implantación permanente del catéter.

¿QUÉ EFECTOS SECUNDARIOS Y COMPLICACIONES PUEDE PRODUCIR LA INSULINA?

La insulina, al igual que los hipoglucemiantes orales, puede producir hipoglucemia. Como ya sabemos, la insulina a través de unos receptores en las células, introduce la glucosa en éstas. Cuando la dosis de insulina es mayor de la necesaria, puede disminuir excesivamente los niveles de glucosa, apareciendo la hipoglucemia.

Otras complicaciones de la insulina, se producen en el sitio de inyección. Una de las complicaciones que puede aparecer son las infecciones en el sitio de inyección y la lipohipertrofia.

Las infecciones debidas a la inyección de insulina suelen ser infrecuentes, porque la insulina se asocia con una solución antiséptica en el excipiente. Estas infecciones se han descrito en personas que reutilizan las jeringuillas.

La lipohipertrofia es otra de las consecuencias de la inyección local de insulina. Consiste en la proliferación del tejido graso en la zona de inyección de la insulina. Su aparición se asocia a las inyecciones repetidas sobre el mismo sitio.

Otro fenómeno que puede ocurrir en el sitio de inyección es la lipoatrófia, que consiste en la desaparición del tejido celular subcutáneo. En realidad es un fenómeno alérgico, que se ha relacionado con las impurezas en la insulina. Esta reacción ha desaparecido con la aparición de las nuevas insulinas humanas.

Además de los fenómenos locales, la insulina de origen animal ha sido causa en determinados individuos de la aparición de reacciones alérgicas.

¿Qué reacciones alérgicas puede producir la insulina?

En el caso de la insulina puede haber una reacción alérgica local en el sitio de inyección, que aparecería una semana después de iniciar un tratamiento con insulina. Esta reacción consiste en un enrojecimiento de la zona de inyección acompañado de importante picor.

Esta lesión desaparece en unos días y suele ser autolimitada.

En cuanto a las reacciones alérgicas generalizadas, son raras. Una de ellas es la urticaria que consiste en la aparición de ronchas o habones por el cuerpo y en ocasiones sensación de tirantez o inflamación en cara (angioedema). Y la otra es el *shock* anafiláctico, que es excepcional, en el cual tras la inyección, a los 5-10 minutos, aparecen picores en palmas y plantas de los pies, habones en la piel, engrosamiento de la lengua, dificultad para hablar, respirar, silbidos en el pecho o taquicardia.

El tratamiento de los cuadros alérgicos a la insulina requiere el uso de antihistamínicos y corticoides, y en ocasiones terapia de desensibilización.

RECUERDE

- La insulina es la hormona encargada de disminuir los niveles de glucosa en páncreas.
- La única forma de administrar insulina en este momento es inyectándola.
- Los viales que hay actualmente de insulina contienen 100 unidades de insulina por cada mililitro.
- Hay diferentes tipos de insulina.
- Cada insulina tiene una duración en sangre distinta.
- La insulina se inyecta en el tejido subcutáneo.
- Los sitios donde debemos inyectarnos la insulina son los glúteos, el abdomen las piernas y los brazos.
- No debemos inyectarnos insulina siempre en el mismo sitio.
- No se debe exponer la insulina a temperaturas extremas pues se estropea.

SABÍA USTED QUE...

- La insulina es una proteína que está formada por 51 aminoácidos, y que es liberada en forma de proinsulina a la sangre, donde se fragmenta en dos componentes, el péptido C y la insulina.

CUESTIONARIO

1. La insulina:
   a) Sólo se usa en los pacientes con diabetes de tipo1.
   b) No puede usarse en diabéticos de tipo2.
   c) No puede utilizarse en personas que están tratadas con antidiabéticos orales.
   d) Se administra por medio de una inyección.

2. La insulina NPH:
   a) Tiene unida en su molécula protamina para que su acción sea más larga.
   b) Es un tipo de insulina de acción corta.
   c) Debe inyectarse después de las comidas.
   d) Dura 24 horas.

3. Cuál de estas insulinas es la que comienza a hacer efecto de forma más rápida:
   a) La insulina lispro.
   b) La insulina regular.
   c) La insulina NPH.
   d) La insulina de acción retardada.

4. Los viales de insulina U100 contienen:
   a) 1.000 unidades en cada mililitro.
   b) 100 unidades en cada mililitro.
   c) 10 unidades en cada mililitro.
   d) 5 unidades en cada mililitro.

5. Cuál de estas partes del cuerpo no es apropiada para inyectarse insulina:
   a) El abdomen.
   b) Los glúteos.
   c) Los muslos.
   d) Las muñecas.

6. En cuanto a la inyección de insulina es cierto que:
   a) Se realiza en el tejido celular subcutáneo.

b) Se debe poner en el músculo.
c) Siempre debe hacerse en el mismo sitio.
d) Las opciones b y c son correctas.

7. La insulina se absorbe más rápidamente:
a) Si nos masajeamos la zona de inyección.
b) Si nos ponemos calor en la zona donde nos la hemos inyectado.
c) Si nos ponemos la insulina en el muslo antes de jugar un partido de fútbol.
d) Todas las opciones son correctas.

8. Sobre la conservación de la insulina cual de estas opciones es la correcta:
a) Puede estar expuesta de forma directa a la luz del sol.
b) Se debe guardar en el congelador, ya que congelada no se estropea.
c) Podemos usarla hasta un año después de haberla comprado, pues no caduca nunca.
d) La insulina que estamos usando puede guardarse a temperatura ambiente, siempre que ésta no sea superior a 30°C.

9. Respecto a la bomba de insulina no es cierto que:
a) Se puede guardar en el bolsillo.
b) Está compuesto por un reservorio de insulina, una aguja se inserta en la piel y un dispositivo electrónico.
c) Se implanta en situaciones especiales.
d) No produce ninguna complicación.

10. Con respecto a las reacciones alérgicas de la insulina es cierto que:
a) Nunca aparece con las insulinas derivadas de animales.
b) Una reacción alérgica es la urticaria.
c) La lipodistrofia es una reacción alérgica sistémica.
d) Nunca produce *shock* anafiláctico.

LAS TÉCNICAS DE AUTOANÁLISIS

Más vale maña que fuerza
(Refranero español).

INTRODUCCIÓN

El saber realizarse autocontroles de los niveles de glucemia, glucosuria o cetonuria forma parte del tratamiento de la diabetes, ya que junto con la dieta, el ejercicio y los fármacos o la insulina, ayudan al control estricto de la enfermedad.

La elección del tipo de autoanálisis (en sangre u orina), depende del tipo de diabetes, el tipo de tratamiento que esté realizando y el grado de control metabólico que se desea conseguir; es decir, es diferente para cada caso. Su médico habitual será, el que valorará en su caso cuál debe ser el tipo de autocontrol que tiene que realizar y con qué frecuencia.

Además, este tipo de controles le permitirán conocer el estado de la glucemia, valorar la posible aparición de complicaciones agudas y ver los problemas cotidianos que le plantea la enfermedad para su control.

¿QUÉ TÉCNICAS DE AUTOANÁLISIS EXISTEN ACTUALMENTE?

Existen sistemas para poder determinar los niveles de:

- Glucosa en orina (glucosuria).
- Cuerpos cetónicos en orina (cetonuria).
- Glucemia.
- Cuerpos cetónicos en sangre.

¿Cómo se determina la existencia de glucosuria?

Esta técnica se encuentra actualmente en desuso, por ser un método muy impreciso, ya que no es capaz de detectar las hipoglucemias, las hiperglucemias moderadas y por la existencia de una alta variabilidad individual en función del dintel renal para la glucosa.

Además, la medición de la glucosa en orina se puede ver alterado por la toma de múltiples fármacos, como el ácido acetil salicílico, la vitamina C o algunos antibióticos.

La presencia de glucosuria se determina introduciendo unas tiras de color blanco en la orina. Estas tiras reaccionan con la orina y cambian de color indicando, según la coloración que tomen, la presencia o ausencia de glucosa en orina.

¿Cómo se determina la presencia de cetonuria?

La presencia de cuerpos cetónicos (acetona) en la orina se realiza también mediante tiras reactivas. Estas tiras pueden analizar solamente la existencia de cetonuria o de forma conjunta la presencia de glucosuria y cetonuria.

En primer lugar, debe sumergir la tira reactiva en orina durante dos segundos. Es importante que la zona que reacciona con la orina quede totalmente cubierta.

En segundo lugar, debe eliminar el exceso de orina.

Después, debe considerarse siempre para su lectura el tiempo indicado en el frasco. Si usted al hacer la determinación, no se ajusta al tiempo recomendado, la determinación será incorrecta y por lo tanto no será válida. Recuerde que el tiempo difiere según el fabricante.

Cuando haya pasado el tiempo recomendado, compare el color de la tira reactiva con la escala de colores del frasco.

Por último, es importante que anote el resultado en la libreta que utilice para su autocontrol, mediante gramos por litro o cruces (de – a +++), según la tira utilizada.

Esta técnica al igual que en el caso de la glucosuria tiene interferencias con algunos fármacos.

¿Qué indica la presencia de cetonuria?

Su existencia indica siempre el déficit de insulina. Si la acetona se detecta de forma ocasional es señal de alerta, pero si se detecta de forma persistente es un signo de alarma.

Siempre que detectemos cuerpos cetónicos en la orina, debemos determinar los niveles de glucosa en sangre.

Si la causa es un aporte insuficiente de hidratos de carbono, el ayuno o una hipoglucemia previa que ha pasado desapercibida y que ha activado las hormonas contrainsulares, la glucemia en sangre no estará elevada.

Por el contrario si la causa es un déficit de insulina que ha producido un menor uso de la glucosa por las celulas y un aumento del metabolismo de las grasas, la glucemia estará elevada.

¿Cuándo suele indicarse la determinación de cetonuria?

La valoración de la presencia de cuerpos cetónicos en la orina es útil en personas en tratamiento con insulina, en las mujeres diabéticas embarazadas, y en las situaciones que producen una descompensación de la glucemia, como por ejemplo, cuando aparece otra enfermedad intercurrente, como es el caso de las infecciones.

¿Cómo se determina la glucemia?

Existen en el mercado unos aparatos (reflectometros) diseñados para medir la glucemia.

La determinación de la glucosa en sangre se realiza mediante una sencilla técnica de extracción de sangre capilar. Para que la técnica que usted realice sea la correcta, debe usted:

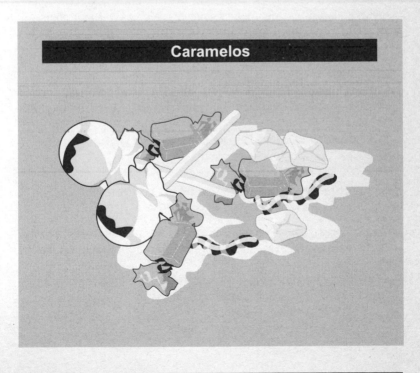

Caramelos

• Lavarse las manos con agua caliente, y si fuera necesario frotar los dedos, de forma que aumente la cantidad de calor en la zona y se facilite la dilatación de los capilares.

• Es importante que varíe usted de dedo al hacerse los autocontroles, para evitar las lesiones y el dolor.

• Después compruebe que el reflectómetro está bien calibrado.

• A continuación, pínchese en la parte lateral del pulpejo de un dedo con el dispositivo de punción automática y mantenga el dedo hacia abajo hasta obtener una gota.

• Deposite la gota obtenida en la tira reactiva o decántela, según el medidor.

• Espere el tiempo indicado y aparecerá la lectura.

¿Qué errores se suelen cometer al hacerse un autoanálisis de glucemia capilar?

Una correcta técnica es fundamental para que no se cometan errores a la hora de evaluar los niveles de glucosa en los capilares.

Existe una diferencia de unos 20mg por 100 entre la glucemia plasmática y la capilar, independientemente de la técnica o el aparato usado.

Los fallos que con mayor frecuencia se cometen son:

• Una técnica incorrecta.
• La extracción de una cantidad de sangre insuficiente.
• El no haber calibrado el aparato antes de la lectura.
• La existencia de suciedad por restos de sangre de muestras anteriores.
• El uso de tiras caducadas o en mal estado.
• Frotar repetidas veces sobre la tira.

¿Con qué frecuencia debo realizarme los controles de glucemia?

El número de controles que debe hacerse una persona diabética varía en función del tipo de tratamiento que esté llevando, el tipo de diabetes y la edad, entre otros.

En el siguiente punto están reflejadas las recomendaciones de autoanálisis de la Sociedad Americana de Diabetes.

Recomendaciones de la Sociedad Americana de Diabetes sobre los autocontroles

En la diabetes de tipo 1 se recomienda		
Tipo de tratamiento	Glucemia capilar	Cetonuria
Tratamiento con múltiples dosis de insulina	4 o 5 mediciones/día	Si la glucemia es mayor de 300
Tratamiento con 2 dosis de insulina	Tan frecuente como sea posible (min 2 veces/día)	Si la glucemia es mayor de 300
En la diabetes de tipo 2 se recomienda		
Tipo de tratamiento	Glucemia capilar	
Dieta	1 o 2 determinaciones	
Hipoglucemiantes orales	1 o 2 determinaciones	
Insulina	Según el número de dosis	
Durante la gestación se recomienda		
	Glucemia capilar	Cetonuria
Diabetes gestacional	Antes y 1 hora después de las comidas, a las 24 horas y de madrugada	En ayunas y siempre que la glucemia sea mayor de 200 mg/dl
	En ayunas y 1 hora después de las comidas	En ayunas y siempre que la glucemia sea mayor de 200 mg/dl

¿Cómo se determinan los cuerpos cetónicos en sangre?

Se ha desarrollado una nueva técnica que permite cuantificar los niveles de cuerpos cetónicos en sangre, en concreto del ácido beta hidroxibutírico en sangre capilar.

Las ventajas de esta nueva técnica son que su medición se realiza en 30 segundos, lo que permite que se diagnostique de forma más rápida, que con la técnica en orina y, además, no sufre las interferencias debidas a ciertos tratamientos farmacológicos.

La determinación de los cuerpos cetónicos en sangre se realiza de la misma forma que la de glucemia.

Los aparatos que miden el ácido beta hidroxibutírico también miden glucemia, sólo que las tiras reactivas son diferentes.

¿Cómo debemos actuar según el nivel de ácido beta hidroxibutírico?

La existencia en sangre capilar de valores por debajo de 0,5 mM/l se pueden considerar como normales.

Si los niveles medidos están entre 0,5 y 1 mM/l, se debe repetir la medición cada hora.

Cuando se encuentran entre 1 y 3 mM/l tiene riesgo de cetoacidosis y debe consultar a su médico para que le modifique la pauta de insulina y no llegue a tener cetoacidosis, que es lo que ocurre cuando los niveles medidos están por encima de 3 mM/l.

¿Dónde puedo registrar los datos de los análisis?

Aunque los medidores de glucemia capilar son capaces de registrar en la memoria que tienen las últimas medidas, es conveniente que usted lleve un diario o libreta de autocontrol.

¿PARA QUÉ SIRVE LA LIBRETA DE AUTOCONTROL?

Puede ser de gran ayuda para usted y para su médico el que elabore usted esta libreta, con ella será más fácil saber que tipo de control tiene de la enfermedad, que problemas han surgido o que objetivos ha logrado.

En ella puede anotar la fecha, la dosis de insulina o de antidiabético que está tomando, los controles de glucemia que se haya realizado durante el día, si ha tenido cetonuria, así como cualquier observación o duda que tenga.

RECUERDE

- Las técnicas de autoanálisis de glucosa y cuerpos cetónicos son importantes a la hora de controlar su diabetes y ajustar el tratamiento.
- La glucosuria y la cetonuria se miden por medio de tiras reactivas.
- Existen tiras que sólo miden los cuerpos cetónicos y otra que miden tanto cetonuria, como glucosuria.
- La determinación de glucosuria y cetonuria pueden alterarse por la toma de múltiples fármacos.
- La cetonuria puede aparecer por ayuno o ser indicativa de falta de insulina, y es una señal de alarma.
- Debemos medir la cetonuria cuando sospechemos que nuestra glucemia está descontrolada.
- La determinación de glucemia se hace por medio del análisis de la glucemia capilar.
- Es importante calibrar el reflectómetro antes de la lectura para evitar errores.
- La cuantificación de los cuerpos cetonicos en sangre permite una medición más rápida.

SABÍA USTED QUE…

- La glucosa es un azúcar simple, que no solo se encuentra en la fruta o los dulces. Con la unión de una molécula glucosa, con una de galactosa (otro azúcar) obtenemos una molécula de lactosa, uno de los componentes de la leche.

CUESTIONARIO

1. Con respecto a la determinación de glucosa en orina es falso que:
a) Se realiza por medio de tiras reactivas.
b) Se altera por el uso de fármacos.
c) Es capaz de detectar las hipoglucemias.
d) Es dependiente del dintel renal para la glucosa que tenga cada uno.

2. Respecto a la determinación de cetonuria en sangre es falso que:
a) Al igual que la glucosuria se determina con tiras reactivas.
b) El tiempo de lectura varia según el tipo de tira.
c) Sólo detecta los cuerpos cetónicos que se producen con el ayuno, no los producidos por el déficit de insulina.
d) Existen tiras reactivas que pueden determinar cetonuria y glucosuria conjuntamente.

3. Si la cetonuria es por déficit de insulina:
a) La glucosa en sangre está aumentada.
b) La glucosa en orina está disminuido.
c) Los cuerpos cetónicos en orina están disminuidos.
d) La glucosa en sangre estará baja.

4. La cetonuria debe medirse:
a) En pacientes tratados con insulina.
b) En mujeres diabéticas embarazadas.
c) Mientras exista una infección asociada.
d) En todas las anteriores.

5. Señale cuál de estas opciones es falsa con respecto a la medición de la glucemia:
a) Se mide extrayendo sangre de los capilares.
b) Debe realizarse la extracción siempre en el mismo dedo.
c) Es importante calibrar el reflectómetro.
d) Debe pincharse en el lateral del pulpejo de los dedos.

6. Cuál de estas opciones no es una causa de medida errónea:
a) La extracción de insuficiente cantidad de sangre.
b) El no calibrar el aparato.

c) Frotar repetidas veces sobre la tira.

d) Limpiar de suciedad los restos de sangre que queden en el aparato.

7. La determinación de cuerpos cetónicos en sangre:

a) Se realiza por medio de una extracción de sangra arterial.

b) Tarda varios días en hacerse.

c) Permite determinar también el ácido beta hidroxibutírico.

d) Requiere un tipo de aparato complejo y debe hacerse en un laboratorio.

8. La sociedad americana de diabetes recomienda en los pacientes tratados con antidiabéticos orales la determinación de la glucemia:

a) Cuatro veces al día.

b) Tres veces al día.

c) Una o dos veces al día.

d) No recomienda que se determine la glucemia en este caso.

9. En cuanto a la determinación de los cuerpos cetónicos en orina en pacientes tratados con insulina recomienda que:

a) Se determinen cuando la glucemia sea mayor de 300 mg / dl.

b) Se determinen cuando la glucemia sea menor de 200 mg / dl.

c) Se determinen cuando la glucemia sea menor de 100 mg / dl.

d) Se determinen en el caso de hipoglucemia.

10. Con respecto al registro de los autoanálisis es cierto que:

a) Es una pérdida de tiempo.

b) No se pueden registrar las últimas mediciones en el reflectómetro.

c) Ayuda a controlar la glucemia al tener registradas las medidas.

d) Todas las opciones anteriores son falsas.

COMPLICACIONES AGUDAS DE LA DIABETES MELLITUS

Bien vengas mal, si vienes solo
(Refranero español).

HIPOGLUCEMIA

¿A que se llama hipoglucemia y por qué se produce?

Se llama hipoglucemia a la disminución de los niveles de glucosa por debajo de la normalidad.

Cuando se produce una hipoglucemia no llega suficiente cantidad de glucosa al cerebro para mantener su actividad, por lo que se ponen en marcha una serie de mecanismos para que este deterioro no llegue a producirse.

Entre estos mecanismos está la liberación de determinadas hormonas (glucagón, adrenalina, cortisol) que movilizan las reservas de glucosa en el hígado y producen la elevación de los niveles en sangre.

¿Cuáles son sus síntomas?

Generalmente las manifestaciones físicas de la hipoglucemia aparecen cuando la glucosa es inferior a una determinada cifra, que es diferente en cada persona.

Los síntomas (manifestaciones físicas) que aparecen cuando se produce una hipoglucemia son muy variados, y no son iguales en todas las personas, por lo que cada uno debe aprender a reconocer sus síntomas de alarma.

Las manifestaciones físicas más frecuentes son:

- Temblores.
- Palpitaciones.
- Nerviosismo.
- Sensación de hambre.
- Sensación de hormigueo.

- Sudoración.
- Cansancio.
- Alteraciones del comportamiento.
- Dificultad para pensar.
- Dificultad para hablar.

Cuando no se corrige el estado de hipoglucemia puede llegar a producirse la perdida del conocimiento y el coma (coma hipoglucémico).

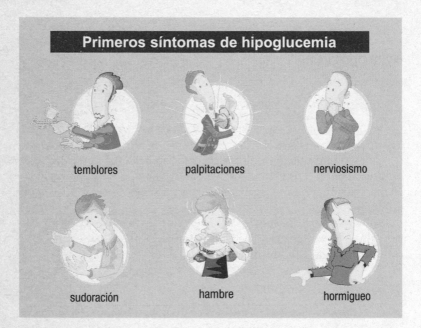

Primeros síntomas de hipoglucemia

temblores   palpitaciones   nerviosismo

sudoración   hambre   hormigueo

¿Qué hacer ante los síntomas de hipoglucemia?

Cuando sospeche que puede estar presentando síntomas de hipoglucemia, la persona diabética debe realizarse un autoanálisis en ese momento para confirmarlo y tratarla lo antes posible.

En el caso de que en ese momento no le sea posible hacerse un autocontrol para confirmarlo y solo exista la sospecha, se debe tratar, ya que las consecuencias de no hacerlo pueden ser graves.

- Cuando la persona diabética tenga los primeros síntomas y mantenga el nivel de conciencia, se debe ingerir alimentos que contengan azúcares de absorción rápida como:

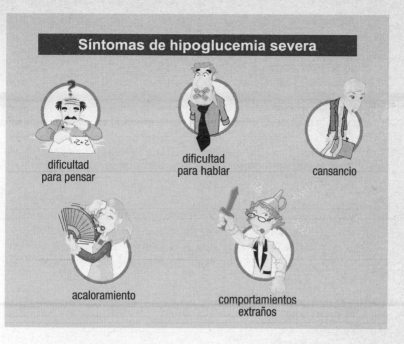

Síntomas de hipoglucemia severa

dificultad para pensar — dificultad para hablar — cansancio — acaloramiento — comportamientos extraños

–Tomar un vaso de agua, con 2 o 3 terrones disueltos en el.

–Un vaso de zumo de frutas, con o sin azúcar disuelto en él.

–Un vaso de leche, con o sin azúcar disuelto en él.

Los síntomas suelen desaparecer en unos 5 o 10 minutos y se debe realizar una nueva determinación de glucemia 20 o 30 minutos después. Si persisten todavía cifras bajas de glucosa se puede repetir la toma anterior.

Una vez que se ha corregido de forma rápida la hipoglucemia con azúcares de absorción rápida, debemos tomar algún alimento que contenga azúcares que se absorban más lentamente en el intestino y que mantengan la glucosa de forma más estable en niveles aceptables en la sangre, como unas galletas o pan, o bien podemos adelantar la comida que nos corresponda, si está próxima.

• Cuando debido a la hipoglucemia la persona diabética esté inconsciente, no debe intentarse nunca que coma o que beba algo.

En estos casos se debe inyectar 1 mg de glucagón por vía subcutánea (se inyecta de la misma forma que la insulina) o intramuscular en las nalgas.

Si la persona recupera la conciencia, se le realizaran controles repetidos para comprobar los niveles de glucosa y tomará alimentos ricos en azúcares de absorción lenta (pan galletas...).

Si no recupera la conciencia, avise al médico de urgencias.

Siempre que un diabético tenga una hipoglucemia debe comentarlo al equipo médico que le esté tratando.

Es importante, si ha tenido una hipoglucemia, que revise cuál ha sido la posible causa que la ha desencadenado.

¿Qué me puede haber causado la hipoglucemia?

Entre las causas más comunes se encuentran:

● Alteraciones de la dieta: por ejemplo el retraso en una comida, la disminución de la cantidad de comida, o el suprimir una comida.

● Los errores en la administración de la insulina: por ejemplo errores en la dosis, en la administración (incorrecta técnica), o cambios en el sitio de inyección.

● El consumo de alcohol.

● La realización de un ejercicio físico mayor del que realiza habitualmente, sin que se hayan modificado las dosis de insulina o la cantidad de alimentos.

¿Qué debemos hacer para prevenir la hipoglucemia?

Para prevenir la hipoglucemia debe conocer los síntomas que usted tiene en esas ocasiones y debe aprender cómo actuar.

Si es su hijo el que es diabético y es pequeño todavía, debe ser usted como padre el que conozca los síntomas.

Es importante que implique a su familia y amigos, y que ellos también conozcan lo que deben hacer en estas ocasiones.

Intente evitar las causas que producen hipoglucemia.

Tenga siempre a mano azúcar, que se absorba rápidamente como por ejemplo algunos terrones de azúcar caramelos, etc.

Si nota algún síntoma de hipoglucemia, realícese controles frecuentes, y si los síntomas le han aparecido por la noche, hágase un control justo antes de acostarse.

CETOACIDOSIS DIABÉTICA

La cetoacidosis diabética es una complicación de la diabetes que se caracteriza por la alta producción de cuerpos cetónicos.

Se estima que hay entre 3-8 episodios de cetoacidosis por cada 1.000 diabéticos al año y puede ser la primera manifestación de la enfermedad en un 20-30 por 100 de las ocasiones.

¿Qué son los cuerpos cetónicos?

Los cuerpos cetónicos provienen del metabolismo de las grasas. El uso de las grasas como fuente de energía se produce cuando no puede utilizar la glucosa como combustible.

Así pues, cuando ayunamos o los niveles de azúcar en sangre están bajos producimos cuerpos cetónicos. También cuando hay un déficit de insulina o no funciona correctamente.

Si no hay insulina o ésta no funciona de forma adecuada, no se puede introducir la glucosa en las celulas y éstas no pueden usar la glucosa como fuente de energía.

En estas ocasiones nuestro organismo pone en marcha una serie de mecanismos para paliar esta situación.

El déficit de glucosa en el interior de las celulas hace que aumente la liberación de varias hormonas como el cortisol las catecolaminas y el glucagón que van a actuar sobre los depósitos de glucógeno del hígado, aumentando la liberación de glucosa a la sangre.

Como a pesar de la hiperglucemia no puede utilizarse la glucosa, las reservas de grasa se movilizan para ser usadas como fuente de energía. En el tejido adiposo (tejido graso), se produce la lipólisis, es decir la transformación de las grasas en glicerol y ácidos grasos. Éstos pasan a la sangre y son transportados hasta el hígado.

Cuando los ácidos grasos llegan al hígado se oxidan, produciéndose así los cuerpos cetónicos (acetonas).

Los cuerpos cetónicos son eliminados del cuerpo a través del riñón. A la presencia de acetona en la orina se le conoce con el nombre de cetonuria.

Cuando la producción de cuerpos cetónicos excede la capacidad del riñón para eliminarlos, se acumulan en la sangre produciendo la cetoacidosis, al comportarse como ácidos, disminuyendo el Ph sanguíneo.

Para compensar esta sobreproducción de sustancias ácidas, el cuerpo pone en marcha una serie de mecanismos de compensación en el riñón y el pulmón. En primer lugar, aumentamos el número de respiraciones que hacemos en cada minuto, con lo que eliminamos más ácidos con la respiración. Y en segundo lugar, el riñón neutraliza los ácidos con bicarbonato.

El fracaso de los mecanismos de compensación dará lugar a la aparición de cetoacidosis.

¿Cuáles pueden ser las causas de la cetoacidosis?

Dentro de las causas de cetosis se encuentran:

- El olvido de la dosis de insulina correspondiente.
- La disminución de la dosis .
- Errores en la administración de la insulina.
- Las infecciones.
- El estrés emocional.
- Algunas enfermedades, como el infarto agudo de miocardio, el infarto cerebral, etc.
- Las intervenciones quirúrgicas.
- Algunos fármacos, como por ejemplo los corticoides, que producen hiperglucemia.
- La menstruación.
- El aumento excesivo de la ingesta de hidratos de carbono.

¿Cuáles son sus síntomas?

Los síntomas que aparecen son producidos tanto por los excesivos niveles de glucosa en la sangre como por la acumulación de cuerpos cetónicos.

En las fases iniciales puede aparecer pérdida del apetito (anorexia), por la cetosis, aumento de la sed (polidipsia), aumento de la eliminación de orina (poliuria), deshidratación y, en ocasiones, alteraciones del nivel de conciencia.

Si esta situación no se corrige y se llega a la cetoacidosis pueden aparecer dolor abdominal, vómitos (que agravan la deshidratación), disminución de la temperatura corporal (hipotermia), y sensación de hambre y de falta de aire.

Las personas con cetoacidosis tienen un aliento característico a manzanas, llamado fetor-cetonémico.

A continuación recogemos los síntomas de la cetoacidosis diabética.

Síntomas de la cetoacidosis diabética

- Anorexia.
- Poliuria.
- Polidipsia.
- Deshidratación.
- Náuseas y vómitos.
- Dolor abdominal.

- Disnea (sensación de hambre de aire).
- Aliento con olor a manzana.
- Alteraciones del nivel de conciencia.
- Coma.

¿Cómo se diagnostica?

La sospecha se establece con la aparición de síntomas, análisis de la glucemia capilar que estará elevada, y la determinación de glucosa y acetona en orina, que serán positivas.

Si usted tiene acetona elevada en la orina, pero su glucemia es normal y no tiene glucosuria, debe saber que la causa de esta cetosis se debe a alguna hipoglucemia que ha tenido y ha pasado desapercibida.

El diagnostico definitivo lo debe realizar un médico.

¿Cuál es su tratamiento?

La cetoacidosis diabética requiere tratamiento en el hospital donde se hidratará al paciente por vía intravenosa, se le administrará insulina también intravenosa y se le corregirá la disminución del ph (acidosis).

¿Cómo puedo prevenir la cetoacidosis?

Como ya hemos comentado, una vez aparecida la cetoacidosis el tratamiento debe ser hospitalario, pero podemos intentar prevenir su aparición con medidas muy simples como:

- En caso de enfermedad, malestar general o situaciones de hiperglucemia mantenida, realice autocontroles de glucemia capilar frecuentes.
- Realizar controles de glucosa y acetona en la orina, mediante tiras reactivas, cuando la glucosa capilar sea mayor de 250 mg/dl.
- No dejar de ponerse nunca la dosis de insulina.
- Evitar las trangresiones de la dieta.
- Evite el ejercicio físico si la glucemia es mayor de 250 mg/dl, o si tiene cetonuria, pues en esta situación el ejercicio puede producirle cetoacidosis.
- Consulte siempre con un médico cuando tenga usted alguna duda o en caso de enfermedad.

COMA HIPEROSMOLAR

El coma hiperosmolar no cetósico es una complicación grave que suele afectar a pacientes de edad avanzada que padecen una diabetes de tipo 2.

Como en el caso de la cetoacidosis diabética puede ser la primera manifestación de la enfermedad.

Se calcula que la mortalidad debida al coma hiperosmolar, está entre un 20-30 por 100 de los casos, ya que suele tratarse de personas ancianas que suelen tener alguna otra enfermedad asociada.

¿Qué factores predisponen al coma hiperosmolar?

Existen una serie de factores que influyen en el desarrollo del coma hiperosmolar, como por ejemplo:

- La edad (mayores de 60 años).
- Mal control previo de la diabetes.
- La sedación.
- El uso de bebidas azucaradas para quitar la sed.
- Las infecciones.
- La deshidratación
- La existencia de enfermedad renal o cardiovascular.
- Los traumatismos.
- Las intervenciones quirúrgicas.
- Los olvidos en el tratamiento.
- Algunos fármacos, como por ejemplo: corticoides, tiazidas, betabloqueantes...

¿Cuáles son sus síntomas?

Los síntomas del coma hiperosmolar son debidos a los niveles elevados de glucosa en sangre, que producen una importante poliuria y deshidratación.

Es importante que tengan en cuenta que la deshidratación suele ser muy importante, ya que en los ancianos el centro que regula la sensación de sed tiene menor sensibilidad.

Posteriormente pueden aparecer manifestaciones neurológicas, como convulsiones, perdida de fuerza o de sensibilidad en las extremidades, entre otras, y alteraciones del nivel de conciencia como somnolencia, obnubilación o el propio coma.

El inicio de los síntomas suele ser insidioso, lo que hace que en muchas ocasiones pase desapercibido para el diabético y los que le rodean.

La determinación de la glucemia capilar nos indicará la existencia de niveles elevados de glucosa en sangre. Si realizamos una tira de orina para detectar cuerpos cetónicos, éstos serán negativos, aunque sí existirá glucosuria.

¿Qué debo hacer en estos casos ?

En primer lugar debe usted mantener la calma y llamar a un servicio de ambulancias para que traslade al paciente al hospital.

El coma hiperosmolar, como la cetoacidosis diabética, requiere de tratamiento en el hospital por un equipo médico, pues es importante el control de la glucemia y la hidratación por vía intravenosa.

¿Cómo puedo prevenirlo ?

Las medidas para prevenir el coma hiperosmolar son sencillas:

• Asegurarse de beber agua, sobre todo cuando aparece fiebre, diarrea u otros procesos que puedan desencadenarlo. Es importante que recuerde que las personas ancianas tienen menos sensación de sed que el resto, y esto hace que pasen mucho tiempo sin beber.

• Realícese frecuentes autocontroles cuando padezca alguna enfermedad que pueda descompensar su diabetes.

• Ante cualquier síntoma de alarma o duda, consulte a su médico.

Diabetes mellitus

RECUERDE

- La hipoglucemia puede aparecer cuando la glucosa sea menor de 60 mg/dl.
- Los síntomas de hipoglucemia son diferentes en cada diabético.
- Es importante que aprenda a reconocer sus síntomas de alarma.
- Si nota algún síntoma de hipoglucemia, autoanalícese para confirmarlo.
- Lleve siempre consigo azúcares de absorción rápida.
- La cetoacidosis diabética es una situación grave que requiere tratamiento en un hospital.
- La presencia de cuerpos cetónicos en orina es indicativo de cetosis.
- Ante cualquier descompensación que pueda llevar a una situación de cetosis se deben medir la glucemia y los cuerpos cetónicos regularmente.
- El coma hiperosmolar suele aparecer en diabéticos de tipo 2.
- La deshidratación es una de las causas de este tipo de coma.
- Si aparece algún síntoma, debe consultar a su médico.

SABÍA USTED QUE...

- El ácido acético es el ácido que está presente en el vinagre y que el sabor ácido del limón se lo debemos al ácido cítrico.
- La sacarosa es lo que comúnmente llamamos azúcar. Si comparamos el sabor dulce de la sacarosa con otros azúcares, encontramos que la fructosa es casi el doble de dulce que la sacarosa. La fructosa se encuentra en algunas frutas, verduras y en la miel.
- La sacarina, sustancia que se emplea como endulzante, puede tener inicialmente un sabor dulce, pero luego puede dejar una sensación amarga residual.

106

CUESTIONARIO

1. **La hipoglucemia aparece cuando las cifras de glucemia son:**
   a) Mayores de 60 mg/dl.
   b) Menores de 60 mg/dl.
   c) Mayores de 400 mg/dl.
   d) Menores de 400 mg/dl.

2. **La hipoglucemia no produce:**
   a) Aumento de la movilización de los depósitos de glucagón para aumentar la glucosa en sangre.
   b) Aumento de las hormonas contra-reguladoras.
   c) Aumento de la liberación de insulina por el páncreas.
   d) Disminución de la glucosa que llega al cerebro.

3. **No es un síntoma típico de hipoglucemia:**
   a) La pérdida de apetito.
   b) El temblor.
   c) La sudoración.
   d) El nerviosismo.

4. **Cuando aparecen los síntomas de hipoglucemia no es cierto que:**
   a) Debe determinarse si se puede las cifras de glucemia.
   b) Si está consciente debe tomar inicialmente azúcares de absorción rápida.
   c) No debe comer ni beber nada mientras esté con la hipoglucemia.
   d) Se pueden administrar azúcares de absorción lenta tras la ingesta de los de absorción rápida.

5. **Cuando una persona con hipoglucemia está inconsciente se debe:**
   a) Darle de beber un vaso de zumo con azúcar.
   b) Darle de comer unas galletas.
   c) Ponerle una ampolla de glucagón subcutáneo.
   d) Intentar que beba un vaso de leche.

6. **No se produce durante la cetoacidosis diabética:**
   a) El aumento de los cuerpos cetónicos en sangre.
   b) El aumento del Ph en sangre.

c) La compensación del ácido acumulado en sangre por el riñón.

d) El aumento de la frecuencia respiratoria (respiraciones por minuto).

7. No es una causa de cetoacidosis diabética:

a) El olvido de una dosis de insulina.

b) Las infecciones.

c) Errores en las dosis de insulina.

d) El olvido de una comida.

8. Cuáles de estos son síntomas de la cetoacidosis diabética:

a) Polidipsia.

b) Anorexia.

c) Hipotermia.

d) Todos los anteriores.

9. Es un factor de riesgo del coma hiperosmolar:

a) Beber abundante agua.

b) No olvidarse de ninguna dosis de insulina.

c) Tomar bebidas azucaradas para combatir la sed.

d) Tener un buen control de la glucemia.

10. Cuál de estos síntomas aparece en el coma hiperosmolar:

a) La poliuria.

b) La deshidratación.

c) Las crisis comiciales.

d) Todas las anteriores.

COMPLICACIONES TARDÍAS
DE LA DIABETES MELLITUS

Cada cual siente sus duelos, y pocos los ajenos
(Refranero español).

HIPERGLUCEMIA MANTENIDA

La hiperglucemia mantenida produce por diversos mecanismos la afectación de los vasos sanguíneos, que es la principal causa de las complicaciones a largo plazo de la enfermedad. Y aunque estas complicaciones son motivo de preocupación en las personas diabéticas, por que empeoran su calidad de vida, ha de saber que no afectan a todos los diabéticos por igual, y que es posible prevenir e incluso retrasar su aparición.

Existen una serie de factores que influyen en el desarrollo de las complicaciones. Algunos de estos factores no los podemos modificar, como la herencia genética, pero otros sí.

Entre los factores modificables que aumentan el riesgo de lesión vascular se encuentran:

- Las cifras de glucemia.
- La hipertensión arterial.
- Las cifras altas de colesterol y triglicéridos (hiperlipidemia).
- El tabaquismo.
- El sedentarismo.
- La obesidad.

Todos ellos contribuyen a la lesión de los vasos sanguíneos y favorecen la aparición de arterosclerosis.

¿Qué tipo de diabéticos tiene más riesgo de tener complicaciones?

Es un error común el pensar que las personas diabéticas de tipo 1 tienen más riesgo de padecer complicaciones a largo plazo que las de tipo 2. No existe un tipo de diabetes más benigno que otro. Existe el mismo riesgo de complicaciones en ambos tipos de diabetes.

¿Los diabéticos tratados con insulina tienen más riesgo de tener complicaciones?

La respuesta es no. Existe un miedo en muchos diabéticos tipo 2, que han controlado su diabetes inicialmente con dieta o con antidiabéticos orales, a la insulina. Cuando una persona diabética debe pasar de tomar fármacos para el control de su glucemia a inyectarse insulina, es porque con la dieta y los fármacos no lleva un buen control de la enfermedad.

En realidad es el mal control de las glucemias lo que contribuye al desarrollo de complicaciones, y no el tipo de diabetes o de tratamiento.

En este capitulo explicaremos cuáles son estas complicaciones y la forma de prevenirlas.

MACROANGIOPATÍA Y MICROANGIOPATÍA DIABÉTICAS

Los niveles elevados de glucosa en sangre producen cambios en las arterias, que se obstruyen disminuyendo el flujo de sangre a los tejidos, y por tanto los nutrientes y el oxigeno que ésta transporta. Cuando lo que se afectan son las grandes arterias lo llamamos macroangiopatía, mientras que si se afectan pequeñas arterias hablamos de microangiopatía.

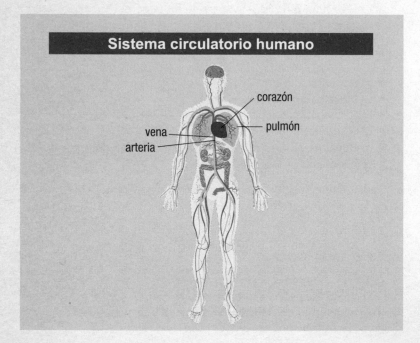

Sistema circulatorio humano

corazón

pulmón

vena

arteria

¿Qué es una arteria?

Las arterias son los conductos encargados de conducir la sangre rica en oxigeno y nutrientes desde el corazón hasta las células. Mientras que las venas recogen la sangre rica en dióxido de carbono y la llevan al corazón desde donde pasa a los pulmones para que se oxigene.

MACROANGIOPATÍA

¿Qué es la macroangiopatía?

La macroangiopatía hace referencia a los cambios que se producen en los vasos de mediano y gran calibre.

La diabetes produce la alteración de las arterias y favorece la aparición de arterosclerosis. La arteriosclerosis consiste en engrosamiento de las paredes de los vasos, por la formación de placas de ateroma que hace que sean más duros, rígidos y estrechos.

Las placas de ateroma están formadas por depósitos de grasa en la pared que reviste el interior de las arterias.

En las personas diabéticas la aterosclerosis se produce de forma más extensa y es de aparición más precoz que en la población general.

Los cambios en las arterias producidos por la aterosclerosis hacen que llegue menos sangre a los tejidos, y en ocasiones que los vasos puedan ocluirse por completo.

¿Qué síntomas pueden aparecer por la macroangiopatía?

Los síntomas que aparecen dependen del vaso que se afecte y del órgano que irrigue. Algunos de los cuadros clínicos que aparecen con frecuencia son:

- La cardiopatía isquémica o enfermedad coronaria.
- Enfermedades por obstrucción de las arterias de las extremidades como la claudicación intermitente o la isquemia arterial aguda.
- Infartos cerebrales.
- Impotencia.

¿Por qué se produce la cardiopatía isquémica?

Se produce por la afectación de las arterias coronarias; que son los vasos que irrigan el corazón.

La disminución del aporte de sangre al corazón causa lo que llamamos angina de pecho. Pero si lo que ocurre es que el vaso coronario se obstruye por completo, se producirá un infarto.

En pacientes diabéticos el riesgo de infarto es dos veces superior que en la población general.

¿Cuáles son sus síntomas?

Cuando una persona tiene una angina o un ataque al corazón, suele quejarse de dolor en el pecho o de sensación de opresión, que en ocasiones afecta también al brazo izquierdo. El dolor se acompaña de sensación de falta de aire, náuseas, vómitos o sudoración fría importante.

En ocasiones puede no dar síntomas y pasar desapercibido.

¿Qué es la claudicación intermitente?

Cuando caminamos, ponemos en funcionamiento los músculos de las piernas, que requieren un mayor aporte de oxigeno y nutrientes debido al esfuerzo que están realizando.

La obstrucción crónica y progresiva de las arterias de las piernas hace que este aporte de sangre a los músculos esté disminuido, por eso cuando aumentan las demandas musculares aparecen los síntomas.

Las personas con claudicación intermitente suelen presentar dolor en las piernas (generalmente en las pantorrillas), que aparece mientras caminan y les obliga a pararse.

Cuando paran y descansan se alivia el dolor, éste pero reaparece tras haber caminado la misma distancia.

A medida que progresa la obstrucción de las arterias, el dolor aparece antes, con menos recorrido andado.

Y en fases avanzadas, incluso pueden tener dolor estando en reposo, siendo ya continuo y pudiendo producir gangrena. A continuación se recogen los diferentes estadios en que se clasifica la claudicación intermitente.

Estadios clínicos de la claudicación intermitente

- Lesiones en los vasos pero asintomáticas.
- Claudicación intermitente tras la marcha.
  - –Claudicación intermitente a más de 150 m.
  - –IIb. Claudicación intermitente a menos de 150 m.
- Dolor en reposo.
- Lesiones por muerte de los tejidos (necrosis) y gangrena.

¿Cómo se diagnostica la claudicación intermitente?

Los síntomas que refieren los pacientes con claudicación intermitente y los datos obtenidos con la exploración de los pulsos de las piernas orientan el diagnóstico del médico.

Se puede realizar un *eco-doppler,* para valorar el flujo que tienen las arterias y su presión.

Es un método rápido y no es doloroso. Se realiza colocando en la zona a tratar un gel frío, sobre la piel de la zona donde está la arteria que se va a explorar y, encima del gel, el aparato que emite los ultrasonidos (transductor).

Los ultrasonidos son ondas de sonido emitidas a frecuencias tan altas que el oído humano no es capaz de captarlos. Estos ultrasonidos se transmiten a través de los tejidos. En los vasos sanguíneos las ondas se reflejan en los glóbulos rojos, dirigiéndose de nuevo hacia el transductor y dando información sobre el flujo en las arterias.

Otra prueba que se puede realizar es un test de esfuerzo, que consiste en hacer correr a la persona con claudicación intermitente en una cinta sin fin, hasta que aparecen los síntomas.

La prueba más agresiva que se realiza es la arteriografía, que consiste en la inyección de un contraste en las arterias, con el fin de dibujarlas por dentro, y así ver a qué nivel están obstruidas.

¿Cuál es su tratamiento?

En primer lugar, deben controlarse los factores que aumentan el riesgo de que se desarrolle la enfermedad; como la diabetes, la tensión arterial, los niveles de colesterol y triglicéridos y la obesidad.

Si usted es fumador, debe abandonar ese hábito.

Se debe hacer ejercicio de forma regular, y evitar el sedentarismo.

Cuando la enfermedad está en fases iniciales, además de las medidas para el control de los factores de riesgo, se puede requerir el tratamiento con fármacos como la pentoxifilina, que mejoran el riego sanguíneo a las piernas, o fármacos vasodilatadores con el fin de dilatar al máximo las arterias, como por ejemplo los antagonistas del calcio.

Otros tratamientos que se emplean en la claudicación intermitente están destinados a alterar la coagulación sanguínea, como los anticoagulantes, el sintrom o los antiagregantes como el ácido acetilsalicílico.

Cuando la enfermedad está en estadios avanzados el tratamiento es la cirugía, encaminada a eliminar la obstrucción.

¿QUÉ ES LA ISQUEMIA ARTERIAL AGUDA?

Es la obstrucción brusca de una arteria que deja a los tejidos sin sangre. Generalmente ocurre en las piernas.

En estos casos la parte de la extremidad que se ha quedado sin flujo sanguíneo esta fría, pálida, o bien comienza a ponerse de color violáceo. Si lleva muchas horas sin riego puede llegar a gangrenarse.

También pueden aparecer pérdida de sensibilidad, de movilidad o anestesia de la extremidad afectada.

¿Cómo se diagnostica?

Al igual que en la claudicación intermitente se basa en los síntomas y la exploración de la extremidad afectada.

Con el *eco-doppler,* se ve la ausencia de flujo en la arteria afectada, y con la arteriografía valoramos el nivel y las características de la obstrucción, además de la presencia de otras lesiones de aterosclerosis.

¿Cuál es su tratamiento ?

El tratamiento suele ser la cirugía, que en caso de gangrena puede requerir la amputación de la extremidad, aunque en algunos casos puede estar indicado el tratamiento fibrinolítico para intentar deshacer el coagulo que obstruye la arteria.

¿QUÉ ES UN INFARTO ISQUÉMICO CEREBRAL?

La obstrucción de las arterias cerebrales conduce a una falta de oxigeno y nutrientes que condicionan la lesión de las celulas cerebrales (neuronas).

En los diabéticos, este tipo de complicaciones por la afectación de las arterias cerebrales es frecuente.

Dependiendo de la arteria que se obstruya se producen unos síntomas u otros.

¿Qué síntomas producen los infartos cerebrales?

Pueden producir desde perdidas de fuerza o de sensibilidad, alteraciones del habla, pérdida de visión y alteraciones de la marcha, entre otras.

Si los síntomas duran menos de 24 horas, hablamos de un accidente cerebrovascular transitorio, y si duran más de 24 horas hablamos de un accidente cerebrovascular.

MICROANGIOPATÍA

Llamamos microangiopatía a la afectación de las pequeñas arterias del organismo.

La microangiopatía provoca la aparición de retinopatía, nefropatía y neuropatía diabéticas, y contribuye al desarrollo de lesiones en los pies, que es lo que conocemos como pie diabético.

¿Cómo se previenen la macroangiopatía y la microangiopatía diabéticas?

Al igual que el resto de las complicaciones crónicas de la diabetes, el control estricto de las glucemias, la tensión arterial, y los lípidos en sangre ayudan a prevenir su aparición o a retrasar su evolución.

También influye la abstención de fumar, la dieta, el ejercicio físico regular.

RETINOPATÍA DIABÉTICA

La afectación de la retina es una causa importante de ceguera en los países occidentales, siendo la principal causa de ceguera en personas de 25 a 75 años.

Se calcula que entre un 50 y un 60 por 100 de los pacientes que sufren diabetes desde hace mas de 15 años, tienen algún grado de retinopatía y estas cifras aumentan a medida que avanza la enfermedad.

El riesgo de ceguera en las personas diabéticas es un 25 por 100 mayor que en el resto de la población.

Antes de comenzar a explicar las distintas lesiones que provoca la diabetes en el ojo, es importante que lo conozcamos un poco más.

¿Qué es el ojo?

Es el órgano encargado de captar información sobre las imágenes (luces, colores, formas), y transformarlos en impulsos nervioso que son transmitidos al cerebro donde se procesa esta información y se interpreta.

El globo ocular tiene forma ovoidea, y está formado por tres capas: una externa, otra intermedia y otra interna.

En la capa externa encontramos la conjuntiva, de color blanco, y la esclera. Son las encargadas de dar consistencia al ojo.

La estructura más anterior es la cornea, que es transparente y funciona como una lente.

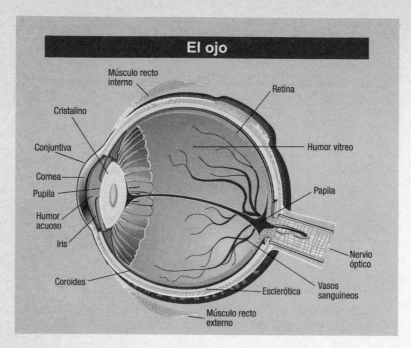

El ojo

Músculo recto interno
Retina
Cristalino
Conjuntiva
Humor vítreo
Cornea
Pupila
Papila
Humor acuoso
Iris
Nervio óptico
Coroides
Esclerótica
Vasos sanguíneos
Músculo recto externo

La capa intermedia está formada por el iris, que es la parte que da color al ojo y que, como el diafragma de una cámara, regula la cantidad de luz que penetra hasta la retina.

En la parte central del iris se encuentra la pupila, apertura que modifica su diámetro según la cantidad de luz.

Detrás del iris tenemos el cristalino, que es la lupa del ojo. Es el encargado de enfocar las imágenes en la retina.

El espacio entre la cornea y el cristalino está ocupado por un líquido llamado humor acuoso. El humor vítreo es una sustancia transparente y gelatinosa que rellena el interior del ojo.

Y por fin la capa interna del ojo está compuesta por la retina. Ésta es nutrida por la coroides, que se encuentra entre la retina y la esclera. Su función es la de transformar los impulsos luminosos en impulsos nerviosos y a través del nervio óptico que lleguen al cerebro.

¿Por qué se daña la retina?

La retina es la parte del ojo donde se forman las imágenes de lo que vemos, enviándose esa información como impulsos nerviosos atravées del nervio óptico al cerebro, donde se procesa y se integra toda la información, produciéndose como resultado lo que vemos.

La retina recibe como otros órganos los nutrientes (glucosa) y el oxigeno através de los vasos sanguíneos.

Cuando se lesionan los vasos en la diabetes, también se afectan estos vasos produciendo:

- La aparición de dilataciones en forma de saco de las paredes de los vasos (microaneurismas).
- Una salida de los vasos de liquido, produciendo edema en la retina impidiendo le realización de su función.
- Pequeñas hemorragias (salida de sangre de los vasos) en la retina.
- Infartos en la retina (perdida de una parte del tejido de la retina que al quedar sin riego sanguíneo se degenera y no vuelve a recuperarse).
- La disminución del aporte de oxigeno a la retina estimula la formación de nuevos vasos sanguíneos, que crecen de manera desordenada y no tienen una estructura normal.

Estas lesiones en los vasos pueden empeorar cuando se asocia a hipertensión arterial y en el embarazo (que tiene poca repercusión sobre la forma no proliferativa pero que contribuye a empeorar la proliferativa).

¿Qué lesiones son las que causan la ceguera en los diabéticos?

Las alteraciones oculares que producen ceguera en el diabético son el edema macular, la hemorragia vítrea, el desprendimiento de retina y el glaucoma neovascular.

Estas alteraciones oculares pueden pasar desapercibidas mientras no produzcan síntomas, o descubrirse de forma casual al realizarse un examen ocular por otra causa.

¿Cuáles son los tipos de retinopatía diabética?

Hay dos tipos de retinopatía diabética: la llamada retinopatía no proliferativa y la retinopatía proliferativa.

LA RETINOPATÍA NO PROLIFERATIVA

Es la forma mas frecuente de afectación de la retina. Se estima que un 90 por 100 de los diabéticos tienen retinopatía no proliferativa a los 15 años del diagnostico de diabetes.

Suele ser la forma inicial de afectación de la retina. Las lesiones que aparecen en este tipo de retinopatía son:

- Los microaneurismas.
- Hemorragias retinianas.
- Exudados duros o lipídicos por edema en la retina.
- Exudados algodonosos: lesiones debidas a los infartos en la retina.
- Edema de mácula: la mácula es la porción central de la retina, donde se encuentra la visión central que permite ver los objetos situados de frente, e interviene en la visión de detalles. Cuando se filtra líquido de las arterias y se acumula en la mácula se produce un edema (hinchazón) en esta parte dificultando al producir ceguera la realización de tareas como la lectura y el trabajo detallado, siendo inicialmente reversible.

RETINOPATÍA PROLIFERATIVA

En la retinopatía proliferativa, además de lesiones como en la no proliferativa, se produce la neoformación de vasos sanguíneos (nuevos vasos) en la retina, que pueden romperse y sangrar.

¿Qué otras lesiones aparecen en el ojo de los diabéticos, como consecuencia de la retinopatía proliferativa?

El humor vítreo es como un gel transparente que forma parte del ojo y permite el paso de la luz.

En la retinopatía proliferativa los nuevos vasos que se forman, que son de estructura mas frágil, pueden romperse en el humor vitreo (hemorragia vitrea), que se opacifica debido a la sangre, impidiendo el paso de la luz a la retina y distorsionando las imágenes.

Acompañando a la formación de los vasos y con la rotura de los mismos se forma tejido fibroso, que puede retraer la retina provocando que se desprenda (desprendimiento de retina).

El desprendimiento de retina produce síntomas como la visión de luces que se mueven por el campo visual o la perdida de visión, «como si uno tuviera una tela negra en el ojo».

¿Cómo se diagnostica la retinopatía diabética?

La retina se puede ver con un instrumento llamado oftalmoscopio. Para la visualización correcta del fondo de ojo, el oftalmólogo previamente dilata la pupila, para posteriormente a través del oftalmoscopio ver la retina.

Esta técnica es indolora, y se usa para el control periódico de la retinopatía.

Si el oftalmólogo observa alteraciones en la retina, puede realizarse una angiografía con fluoresceína, que consiste en inyectar en una vena del brazo un colorante (fluoresceína) que dibuja las arterias del ojo.

¿Cómo se trata la retinopatía diabética?

Cuando la afectación de la retina es leve, no requiere tratamiento, aunque sí un seguimiento frecuente.

El láser es un haz de luz que, cuando se aplica sobre la retina, coagula los vasos formados e impide que sangren o que se produzca edema(fotocoagulación con láser).

Si este tratamiento se aplica en el momento apropiado puede disminuir la velocidad con la que se está perdiendo la visión.

En el caso de la hemorragia vitrea, el tratamiento es la vitrectomía que consiste en la extracción del humor vitreo lleno de sangre.

Cuando la retinopatía ha provocado un desprendimiento de retina, el tratamiento es también la cirugía, con el fin de evitar la ceguera.

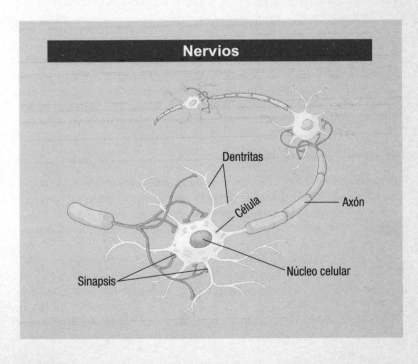

¿Cómo prevenir la retinopatía diabética?

Algunas recomendaciones para prevenir su aparición son:

• Mantenga un control lo más estricto posible sobre su azúcar.
• Si usted es hipertenso (tiene la tensión alta), debe mantener su tensión también controlada.
• Si usted fuma, debe dejar de fumar.
• Controle los niveles de colesterol.
• Acuda a su oftalmólogo para que le revise la retina por lo menos una vez al año.

NEUROPATÍA DIABÉTICA

¿Qué es la neuropatía diabética?

Llamamos neuropatía diabética al daño producido en los nervios por la diabetes.

Se calcula que un 50 por 100 de las personas diabéticas tienen algún tipo de neuropatía a los 20 años de haberse iniciado la enfermedad.

¿Cuáles son sus causas?

Se produce por la afectación de las pequeñas arterias que nutren los nervios (*vasa vasorum*), que se obstruyen o engruesan dificultando el aporte de sangre a éstos (microangiopatía), así como por la hiperglucemia mantenida que produce la destrucción de la mielina (vaina que rodea a los nervios y los aísla).

¿Cuáles son sus síntomas?

Las manifestaciones físicas de la neuropatía dependen del tipo de nervio que se afecte y del lugar donde se encuentre el nervio.

Pueden aparecer síntomas como la pérdida de sensibilidad, calambre, dolor, pérdida de fuerza o debilidad e incluso inestabilidad al andar.

¿Qué tipos de neuropatía pueden aparecer?

LA POLINEUROPATÍA SENSITIVA DISTAL

Es la forma de afectación más frecuente. Afecta de forma simétrica a los nervios sensitivos de los pies y de las manos (alteración en guante y calcetín). Puede afectar a la sensibilidad táctil, térmica, dolorosa y propioceptiva (sensibilidad profunda).

La sensibilidad propioceptiva es la encargada de la sensibilidad a la presión, de la percepción de la forma de los objetos, del sentido de la posición y el movimiento y de la sensibilidad vibratoria.

Los síntomas consisten en sensación de acorchamiento de las manos o los pies, calambres, sensación de pisar sobre agujas y dolor que suele ser muy intenso, sordo y que empeora por la noche.

La afectación de la sensibilidad profunda provoca inestabilidad en la marcha.

La pérdida de sensibilidad desempeña un papel importante en el desarrollo del pie diabético.

MONONEUROPATÍA

Es una forma de neuropatía que afecta a un solo nervio.

Es menos frecuente que la anterior y los síntomas pueden desaparecer solos en unas semanas.

Puede producirse la caída de la mano, del pie, o diplopia (visión doble) por la parálisis de alguno de los nervios que inervan los musculos del ojo.

RADICULOPATÍA

Por afectación de las raíces de los nervios cerca de su origen en la médula espinal. Generalmente se afectan nervios del tórax y del abdomen. El síntoma más característico es un dolor que recuerda al del herpes zóster.

LA NEUROPATÍA AUTONÓMICA

Afecta los nervios de los pequeños vasos, el estomago, intestino, la vejiga, el corazón y las glándulas de sudor de la piel.

Las manifestaciones físicas dependen del área que se afecte y están recogidas a continuación.

Síntomas de la neuropatía autonómica
- Exceso de sudoración.
- Respuesta inapropiada a los cambios de temperatura.
- Estreñimiento.
- Diarrea (generalmente nocturna).
- Sensación de saciedad.
- Retraso en el vaciamiento del estomago.

- Náuseas o vómitos.
- Vaciamiento incompleto o parálisis de la vejiga.
- Impotencia, eyaculación retrógrada.
- Disminución de la lubricación vaginal.
- Hipotensión.
- Pérdida de los síntomas de hipoglucemia

NEFROPATÍA DIABÉTICA

¿Qué es la nefropatía diabética?

La nefropatía diabética es la afectación del riñón que produce la diabetes como resultado de la lesión de los capilares que forman el sistema de filtración del riñón.

Los riñones son dos órganos situados en el retroperitonéo, a ambos lados de la columna vertebral.

Están constituidos por unas estructuras llamadas nefronas, que son las encargadas de filtrar la sangre, y limpiarla de deshechos, produciendo la orina. Cada riñón tiene aproximadamente 1.200.000 nefronas.

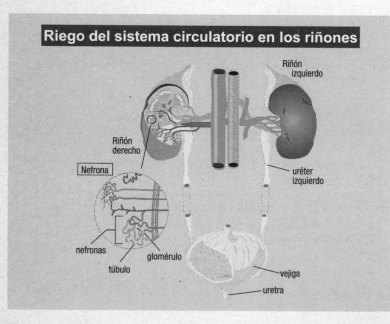

Riego del sistema circulatorio en los riñones

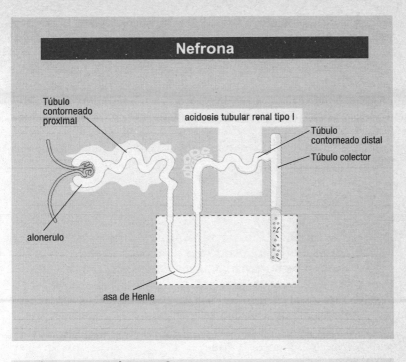

¿Cuáles son sus síntomas?

En la fase incipiente, la nefropatía diabética suele ser asintomática y no detectarse con las pruebas habituales. Los riñones suelen aumentar de tamaño y se incrementa la filtración de sangre en el riñón. Estos cambios se deben a los niveles de glucemia elevados en sangre.

En la siguiente fase de la nefropatía se han producido cambios en la estructura normal de los glomérulos. Disminuye la sangre filtrada por el riñón y se altera la regulación de la tensión arterial, pudiendo desarrollarse hipertensión arterial. En esta fase comienzan a detectarse la pérdida de proteínas en la orina. Esta proteína es la albúmina (microalbuminuria), que se detecta en los análisis de orina.

La fase de microalbuminuria es importante porque es cuando aparecen las primeras manifestaciones de la afectación del riñón por la diabetes y el estricto control de la glucemia, de la tensión arterial y la disminución de las proteínas de la dieta, puede frenar la progresión.

A los 15-20 años del debut de la diabetes, el daño al riñón ya está establecido. Continúan perdiéndose proteínas por la orina, sólo que en cantidades más elevadas a veces de hasta 3 g/día.

En esta fase, el descenso de la sangre filtrada por el riñón es todavía mayor y la hipertensión arterial agrava el daño renal y contribuye al avance de la nefropatía.

En esta fase en que el daño renal ya está establecido, más de las 3/4 partes de los pacientes son hipertensos, y pueden aparecer síntomas como edemas debido a la pérdida de proteínas.

La insuficiencia renal es el estadio final de la nefropatía diabética. Suele aparecer entre 5 y 7 años después del comienzo de la nefropatía clínica.

Pero a pesar del mal cumplimiento del control glucémico sólo el 60 por 100 de los diabéticos presentan nefropatía clínica.

¿Cuál es su tratamiento?

En la fase en que todavía no ha aparecido clínica, el control de la glucemia, la abstención del tabaco, el control de la tensión arterial y otros factores de riesgos son suficientes para el control de la nefropatía.

Cuando ya aparece la microalbuminuria, además de las medidas anteriormente mencionadas, se debe realizar una dieta baja en calorías. En esta fase también se pueden dar fármacos como los IECAS, que se usan para el tratamiento de la tensión arterial.

Los IECAS reducen la presión en el glomerulo y disminuyen la eliminación de albúmina por la orina.

En la fase en que el daño renal ya está establecido, el control metabólico estricto ya no es eficaz. Lo importante en esta fase es el control de la tensión arterial y otras complicaciones para que no siga progresando la enfermedad. La dieta baja en proteínas puede contribuir al retraso en la progresión.

Cuando ya el riñón está tan dañado que no es capaz de depurar sustancias tóxicas ni de eliminar el exceso de agua del organismo, es decir, es insuficiente, es necesario filtrar la sangre por medio de diálisis.

En este estadio y en casos seleccionados puede estar indicada la realización de un transplante renal.

¿QUÉ ES LA DIÁLISIS?

La diálisis consiste en la depuración de la sangre de las sustancias y el agua que el riñón no puede eliminar, es decir, es una forma artificial de sustituir al riñón que ya no puede realizar su función al estar dañado.

Existen dos tipos de diálisis.

La hemodiálisis

Que consiste en la extracción de la sangre del paciente de forma continua por medio de una bomba, haciéndola circular a través de un filtro y devolviéndola a continuación al paciente. Al salir la sangre del filtro, se ha desprendido de la urea y el agua sobrante.

La diálisis peritoneal

Es la introducción de un líquido preparado para la diálisis en la cavidad peritoneal que se encuentra en el abdomen por medio de un catéter, retirándose después este líquido al que han pasado las impurezas de la sangre.

RECUERDE

- El mal control de la glucemia contribuye a la aparición de complicaciones por la lesión de las arterias.
- Cuando se afectan grandes arterias se produce la macroangiopatía diabética y cuando se afectan pequeñas arterias hablamos de microangiopatía.
- La macroangiopatía es la responsable de algunas complicaciones como la claudicación intermitente, los infartos cerebrales o la cardiopatía isquémica.
- La afectación de las pequeñas arterias es la causa de la nefropatía, retinopatía, y neuropatía diabéticas.
- Las complicaciones crónicas de la diabetes se pueden prevenir con un buen control de la diabetes, la hipertensión arterial, la hipercolesterolemia (niveles elevados de colesterol), y el abandono del tabaco, ya que todos estos factores contribuyen a las lesiones de los vasos.

SABÍA USTED QUE...

- La hipertensión arteriales más frecuente en las personas de raza negra. Su aparición se ha relacionado con factores de la personalidad como el perfeccionismo, la suspicacia, la tensión contenida o la ansiedad.
- El corazón del colibrí late unas 1.000 veces por minuto, mientras que el del hombre lo hace unas 75 veces cada minuto.
- El ojo humano puede distinguir hasta 10 millones de matices de colores diferentes, y es capaz de procesar una imagen en 150 microsegundos.
- El principal componente de la orina además del agua es la urea; su color se debe a la bilirrubina que se elimina con ella.
- El riñón procede de un tejido embrionario llamado mesodermo, que empieza a formarse hacia el día 22 de gestación.
- La capacidad normal de la vejiga es de 300 ml, pero en algunas personas puede alcanzar hasta un litro.
- Cuando se llena aproximadamente un tercio de la capacidad de la vejiga, aparecen las ganas de ir al baño.

CUESTIONARIO

1. ¿ Cuál de éstos no es un factor de riesgo para el desarrollo de complicaciones en la diabetes?
   a) Hiperglucemia.
   b) Hipertensión arterial.
   c) Ejercicio físico.
   d) Hipercolesterolemia.

2. Cuál de estas afirmaciones es cierta:
   a) Las complicaciones son más frecuentes en los diabéticos tipo 1.
   b) La insulina es la causa de las complicaciones en diabéticos de tipo 2.
   c) El mal control de la glucemia es una causa de las complicaciones a largo plazo.
   d) El tratamiento con dieta disminuye el riesgo de complicaciones.

3. La macroangiopatía diabética no es causa de:
   a) Claudicación intermitente.
   b) Infarto agudo de miocardio.
   c) Isquemia arterial aguda.
   d) La calvicie.

4. Sobre la retinopatía diabética no es cierto que:
   a) La retinopatía no proliferativa se caracteriza por la formación de nuevos vasos.
   b) Es la causa más importante de ceguera en los países occidentales.
   c) Pueden producirse dilataciones en las arterias de la retina.
   d) Pueden aparecer hemorragias en la retina.

5. No está entre las causa de ceguera por la diabetes:
   a) El edema de mácula.
   b) La hemorragia acuosa.
   c) El desprendimiento de retina.
   d) El glaucoma neovascular.

6. Cuál de estas respuestas es cierta acerca de la polineuropatía diabética:
   a) Produce afectación simétrica de los nervios de manos y pies.
   b) Produce inestabilidad en la marcha.

c) Uno de los síntomas son los calambres en los pies.

d) Todas las opciones anteriores son correctas.

7. Con respecto a los síntomas de la neuropatía autonómica no es uno de ellos:

a) El estreñimiento.

b) La diarrea.

c) El exceso de sudoración.

d) La polifagia.

8. Sobre la nefropatía diabética es cierto que:

a) En las fases iniciales es asintomática.

b) Cuando aparece la microalbuminuria todavía es reversible.

c) En estadios muy avanzados pueden necesitar diálisis.

d) Todas las anteriores son correctas.

9. Cual de estas lesiones no aparece en la retinopatía no proliferativa:

a) Los infartos retinianos.

b) Los neovasos.

c) Los microaneurismas.

d) Las hemorragias retinianas.

10. Entre los tratamientos de la nefropatía diabética no se encuentra:

a) Los fármacos antihipertensivos.

b) La dieta rica en proteínas.

c) La hemodiálisis.

d) El transplante renal.

EL PIE DIABÉTICO

A cualquier dolencia es remedio la paciencia
(Refranero español).

PIE DIABÉTICO

El pie de las personas diabéticas puede sufrir una serie de alteraciones como consecuencia de la enfermedad y de sus complicaciones. Estas alteraciones en el pie son lo que llamamos pie diabético.

Es una complicación bastante frecuente. Se calcula que un 25 por 100 de los diabéticos tendrán en algún momento problemas en el pie.

En el pie diabético pueden llegar a producirse daños importantes e incluso en ocasiones la amputación. Por este motivo los pies del diabético deben ser cuidados y vigilados de forma especial.

¿Qué factores influyen en el desarrollo del pie diabético?

Existen una serie de factores que influyen en la aparición del pie diabético como son:

- El mal control de la glucemia.
- La hipertensión arterial mal controlada.
- La presencia de hipercolesterolemia (aumento de los niveles de colesterol en la sangre).
- El mal cuidado y vigilancia del pie.
- La afectación de los nervios por la diabetes (neuropatía diabética).
- La obstrucción de los vasos sanguíneos.
- La aparición de infecciones.

¿Cuáles son las causas de las lesiones en los pies de los diabéticos?

La aparición y desarrollo del pie diabético, se debe fundamentalmente a la afectación de las arterias de las piernas por la vasculopatía diabética y el desarrollo de neuropatía en el pie.

LA VASCULOPATÍA DIABÉTICA

La diabetes favorece la aparición de arterosclerosis, que contribuye a la obstrucción de los vasos y a que disminuya el riego sanguíneo a las piernas.

La existencia de un menor aporte de oxígeno y nutrientes a los tejidos, debido a la obstrucción, dificulta la cicatrización de las heridas.

La obstrucción de las pequeñas arterias produce alteraciones en la piel de las piernas y los pies, como la aparición de placas amarillentas con un borde enrojecido (necrobiosis lipidica), que en ocasiones se ulceran.

Además, la microangiopatía contribuye al desarrollo de la neuropatía diabética, al afectar también a los vasos que irrigan a los nervios (vasa vasorum).

LA NEUROPATÍA

La neuropatía produce la pérdida de la sensibilidad del pie y la aparición de deformidades que favorecen la aparición de úlceras.

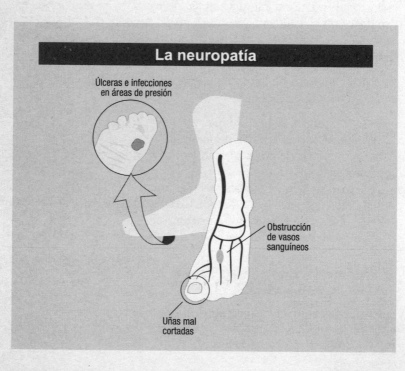

La neuropatía

Úlceras e infecciones en áreas de presión

Obstrucción de vasos sanguíneos

Uñas mal cortadas

¿Dónde aparecen las úlceras?

Las úlceras en el pie del paciente diabético, debidas a la afectación de los nervios de los pies, suelen ser indoloras, por lo que a veces no se descubren de forma temprana.

Suelen aparecer en las zonas de apoyo del pie, o en zonas de roce con el calzado. Esto último suele ser debido a zapatos mal ajustados, que han producido ampollas.

Además de las ampollas, contribuyen a la formación de úlceras la existencia de prominencias óseas o callos y las heridas o punciones con cuerpos extraños. Estas úlceras no siempre están infectadas, aunque tienen riesgo de hacerlo.

¿Cuál es el tratamiento de las úlceras del pie diabético?

El tratamiento se basa en curas locales de la úlcera todos los días y medidas ortopédicas como modificar el apoyo del pie. En algunas ocasiones se usan vendajes especiales que cubren el pie afectado por algún tiempo, (1-2 meses), favoreciendo así su curación.

Si existe sospecha de infección en la úlcera, se asociara un tratamiento con antibióticos.

¿Qué tipo de infecciones pueden aparecer en el pie?

Las infecciones en el paciente diabético no son mas frecuentes que en las personas sanas, pero si más graves, ya que en estas personas el sistema de defensa del cuerpo (sistema inmune), está alterado.

Existen dos grupos de infecciones.

PRODUCIDAS POR HONGOS

Suelen afectar a las zonas de piel entre los dedos, planta del pie o superficie de la pierna, dando lugar a lesiones enrojecidas, en ocasiones descamativas y pruriginosas (que pican).

También pueden afectar a las uñas de los pies que se rompen con mas facilidad.

El tratamiento consiste en la aplicación en la zona de pomadas con antifúngicos, y en caso de que no mejoraran las lesiones, tratamiento sistémico.

PRODUCIDAS POR BACTERIAS

Afectan con frecuencia a la planta del pie, la zona de las uñas y dedos. Pueden afectar a la piel o a tejidos más profundos; como los tendones, músculo y huesos (la infección del hueso se conoce con el nombre de osteomielitis). En algunas ocasiones puede llegar a producirse gangrena en la zona infectada, lo que requiere la amputación.

El tratamiento de las infecciones se realiza con antibióticos y algunas veces es necesario realizar la retirada de tejidos muertos de la zona de infección (desbridar).

Como ya se ha comentado anteriormente, la disminución del aporte de oxigeno contribuye a la infección por gérmenes anaerobios (bacterias que no requieren oxigeno para vivir).

Para evitar el desarrollo de estas enfermedades es importante su prevención con algunas medidas higiénicas y el cuidado de los pies que se detallan a continuación.

Recomendaciones para la prevención de las lesiones en los pies en los diabéticos

- Revisar diariamente los pies, incluso entre los dedos (si no puede revisarlos usted mismo, que alguien lo haga por usted).
- Busque cambios en la sensibilidad.
- Asée diariamente sus pies con jabones suaves y agua tibia.
- Evite lavarlos con agua muy caliente y no mantenga los pies mucho tiempo a remojo.
- Séquese bien los pies.
- Si tiene la piel seca use cremas para suavizarla.
- Si le sudan excesivamente los pies aplíquese talco.
- No ande descalzo.
- Evite zapatos que le aprieten o que sean incómodos. Evite también tacones excesivos o zapatos sin sujeción posterior.
- No use zapatillas de deporte.
- Revise sus zapatos antes de calzarse por si tuvieran algún objeto que pudiera dañar sus pies.
- Límese las uñas cada 2 días en forma cuadrada, no las redondee. Use limas no metálicas.
- Trate los callos prominentes con piedra pómez.
- Si sus problemas de callos son importantes, no use productos callicidas ni los corte, acuda a un podólogo.
- Evite usar calcetines que aprieten demasiado.
- Ante cualquier anomalía en sus pies, consulte a su médico.

RECUERDE

- El pie diabético está causado por las alteraciones que se producen en el pie como consecuencia de la enfermedad y las complicaciones.
- Las complicaciones que favorecen el desarrollo del pie diabético son la micro y macroangiopatía y la neuropatía diabéticas.
- Las úlceras en los pies de los diabéticos pueden ser indoloras, por afectación de la sensibilidad al dolor.
- Suelen aparecer en las zonas de apoyo del pie o en zonas de roce.
- En ocasiones, estas úlceras pueden infectarse.
- Si se infecta el pie y aparece gangrena, será necesaria la amputación.
- Se pueden prevenir las lesiones en los pies siguiendo una serie de medidas como revisarse el pie todos los días, o revisar el calzado.

SABÍA USTED QUE...

- El pie del hombre está formado por más de 200 ligamentos y unos 40 músculos.
- Los avestruces, tienen solo dos dedos en sus patas, dedos que usa para defenderse.

CUESTIONARIO

1. Llamamos pie diabético:
a) A las lesiones producidas como consecuencia de la diabetes y sus complicaciones.
b) A la aparición de callos.
c) Al pie de toda persona diabética.
d) A las uñas que se ponen encarnadas.

2. Cuál de estos factores no influye en el desarrollo del pie diabético:
a) La afectación de los vasos por la diabetes.
b) La afectación de los nervios por la diabetes.
c) La existencia de niveles altos de colesterol.
d) El buen cuidado y vigilancia del pie.

3. La necrobiosis lipoidea:
a) Es consecuencia de la neuropatía diabética.
b) Son placas amarillentas de borde rojo que se ulceran.
c) Es la afectación de los tendones del pie.
d) Es la afectación de los músculos del pie.

4. La neuropatía diabética:
a) Produce la pérdida de sensibilidad del pie.
b) Puede dar lugar a la aparición de deformidades.
c) La afectación de los vasos que irrigan los nervios está implicada en su desarrollo.
d) Todas las opciones anteriores son ciertas.

5. En qué zonas del pie se desarrollan las úlceras:
a) En las zonas de apoyo.
b) En las zonas de roce con los zapatos.
c) En cualquier parte del pie.
d) Las opciones a y b son correctas.

6. Cuál de estos factores no contribuye a la formación de úlceras en el pie:
a) Los callos.
b) Las heridas en el pie.

c) Los esguinces de tobillo.
d) Las ampollas.

7. Las infecciones por hongos en el pie diabético:
a) Pueden afectar a la planta del pie o aparecer entre los dedos.
b) Pueden picar.
c) Son lesiones enrojecidas.
d) Todas las anteriores son correctas.

8. Con respecto a las infecciones producidas por bacterias en el pie diabético es falso que:
a) Aparecen en la planta del pie, uñas y entre los dedos.
b) Pueden afectar a la piel, tendones, músculo y hueso.
c) Nunca producen gangrena.
d) Se tratan con antibióticos.

9. Con respecto a los cuidados del pie diabético es cierto que:
a) Hay que revisar los pies todos los días.
b) Se deben lavar con agua muy caliente.
c) Es aconsejable tenerlos por lo menos media hora a remojo.
d) Siempre que pueda ande usted descalzo.

10. Con respecto al calzado recomendado es falso que:
a) Use zapatos que no le aprieten.
b) Evite tacones excesivos.
c) No use zapatillas de deporte.
d) Son muy buenas las sandalias abiertas y sin sujeción posterior.

EL TRATAMIENTO DE LA DIABETES EN SITUACIONES ESPECIALES

Quien pregunta no yerra, si la pregunta no es necia
(Refranero español).

INTRODUCCIÓN

A lo largo de la vida de un diabético pueden darse situaciones que pueden descontrolar la diabetes. Enfermedades tan comunes como la gripe, los resfriados, las gastroenteritis o los traumatismos, pueden alterar el control de la glucemia y aumentar los requerimientos de insulina.

También el estrés emocional y las intervenciones quirúrgicas afectan a los niveles de glucosa sanguínea.

Aprender cómo debe actuar en estas situaciones puede ayudar a evitar que tenga que ser ingresado por la descompensación de su diabetes.

LAS INFECCIONES

¿Qué ocurre cuando tengo una infección?

La fiebre puede ser indicativo de muchos procesos, y entre ellos están las infecciones. Estas infecciones pueden ser desde un cuadro gripal banal hasta una infección grave. Ambas situaciones aumentan los requerimientos de insulina, siendo necesario un ajuste de las dosis.

En algunos diabéticos tipo 2 tratados con antidiabéticos orales puede ser necesario iniciar de forma transitoria tratamiento con insulina en estas ocasiones.

¿Cómo debo actuar?

Si usted tiene fiebre y sospecha que tiene una infección, sus actuaciones deben ir encaminadas a mantener controlada su glucemia y a resolver la causa que provocó la descompensación.

Hay que comenzar a tratar la infección lo antes posible. Acuda a su médico de familia o al especialista, para que averigüe el origen de la infección y paute el tratamiento antibiótico oportuno. Es importante tomar el tratamiento antibiótico a las dosis y horarios pautados con el fin de asegurar que se alcanzan niveles óptimos en sangre.

Evite automedicarse.

Jamás disminuya, retrase o deje de ponerse la inyección de insulina, probablemente necesite aumentar la dosis. No tome nunca hipogluce-miantes orales adicionales.

Consulte a su médico sobre la forma de aumentar la insulina, puede que necesite dosis extra de insulina regular.

Mida su glucosa sanguínea cada 4 horas y si es diabético tipo 1, controle además la aparición de cetonuria. Mida los niveles de cuerpos cetónicos cada 4 horas.

Beba abundantes líquidos.

Si su apetito ha disminuido, tome zumos, purés o sopas, excluyendo al principio la ingesta de grasas y proteínas. Es importante que no disminuya el aporte de hidratos de carbono.

¿Qué ocurre cuando mejora la infección?

Cuando la infección cura, disminuyen las necesidades de insulinas, siendo preciso disminuir la dosis. Acuda de nuevo a su médico para que le ajuste de nuevo la pauta de insulina o de antidiabéticos orales.

Es importante por tanto continuar vigilando la glucemia, pues pueden darse hipoglucemias.

LOS VÓMITOS

El vómito es la expulsión violenta del contenido del estómago. Puede ir precedido en algunas ocasiones por arcadas.

Las causas de los vómitos pueden ser múltiples. Entre sus causas están las infecciones gastrointestinales, los fármacos, algunas alteraciones emocionales, el embarazo o la cetoacidosis diabética.

¿Qué ocurre si tengo vómitos?

En el caso de un vómito aislado tras la comida, si ya ha tomado sus antidiabéticos orales o se ha puesto su dosis de insulina, debe tomar un vaso de manzanilla con una cucharadita de azúcar o bien un vaso de Coca-cola fría, a pequeños sorbos durante 30 minutos.

Recuerde que al vomitar el alimento, su intestino ha absorbido menos hidratos de carbono, y tiene riesgo de hipoglucemia en las próximas horas.

Si usted tolera bien la manzanilla o la Coca-Cola, continúe tomando pequeñas cantidades de comida de forma más frecuente. Lo más recomendable son las sopas o purés.

Si no tolera nada de lo que toma y los vómitos son persistentes (más de 8 horas vomitando), debe acudir a un hospital para que le repongan los líquidos que ha perdido por vía intravenosa, averigüen la causa y le prescriban el tratamiento más adecuado.

Un ayuno prolongado puede crear problemas serios.

Si usted vomita y tiene niveles altos de glucemia y los cuerpos cetónicos están también altos, debe acudir al hospital, pues puede tener una cetoacidosis diabética.

LA DIARREA

¿Qué ocurre cuando tengo diarrea?

La diarrea se caracteriza por la evacuación repetida de heces semilíquidas o pastosas, que pueden acompañarse de dolor abdominal y malestar general. Con la diarrea se pierde agua, electrolitos y nutrientes.

La causa de la diarrea puede ser variada, desde problemas dietéticos, fármacos (por ejemplo la metformina), infecciones, enfermedades crónicas, o estrés emocional.

¿Qué debo hacer en caso de diarrea?

En caso de diarrea, comience a tomar una dieta astringente que mantenga la cantidad de hidratos de carbono que necesita.

Para ello:

- Evite la leche.
- Sustituya las verduras, las frutas y el pan por arroz hervido, manzana rallada o en compota y/o zanahoria.
- Tome las carnes y pescados hervidos o a la plancha.
- Beba infusiones, agua de arroz o de hervir zanahoria.

Es necesario realizarse controles frecuentes de la glucemia y de la cetonuria (cada 4 horas).

No deje de tomar su medicación.

Póngase en contacto con su médico para que busque la causa de la diarrea y valore la gravedad de la misma. Además, le ajustará el tratamiento de su diabetes si lo precisa.

OTRAS SITUACIONES ESPECIALES

Otras situaciones en las que pueden los diabéticos, necesitar ajustes en el tratamiento o en la dieta son:

Cuando van a realizarse pruebas a un hospital o centro de salud.
Cuando van a ir al dentista.

¿Qué hacer cuando tenemos que hacernos pruebas en las que hay que estar en ayunas?

Muchas veces, los pacientes diabéticos deben realizarse pruebas que requieren que estén en ayunas, como ecografías abdominales, endoscopias, análisis de sangre, etc.

Si usted es diabético, es conveniente que cuando vaya a pedir cita para la prueba correspondiente lo advierta, e intente que se la realicen a primera hora de la mañana.

No tome los antidiabéticos orales ni se ponga las dosis de insulina que le correspondan por la mañana.

Lleve consigo el tratamiento que tenga pautado, el reflectómetro y las tiras reactivas.

Si la prueba termina pronto (por ejemplo una extracción de sangre), al finalizar puede usted tomar sus antidiabéticos orales o ponerse la dosis de insulina que le corresponda desayunando a continuación.

Si la prueba se prolonga hasta medio día y está tomando hipoglucemiantes orales, suele recomendarse tomar la dosis que le corresponde en la comida. Si está en tratamiento con dos dosis de insulina NPH, se recomienda administrar dos tercios de la dosis de insulina NPH que le corresponde por la mañana, al terminar la prueba. Y si está en tratamiento con NPH y bolos de insulina rápida antes de las comidas, se suele recomendar administrarse la dosis de insulina rápida que les corresponde antes de la comida.

¿Qué hacer cuando se va al dentista?

Cuando uno acude al dentista, a la extracción de una pieza dental, a que le empasten alguna muela con caries o a realizarse una endodoncia, la boca suele quedar dolorida y en ocasiones tras la técnica realizada, es difícil masticar.

Generalmente lo que suele ocurrir es que uno tiene menos apetito, y le cuesta más comer.

En estas ocasiones no debemos suprimir ninguna comida, sino variar el tipo de alimentos que ingerimos y el numero de comidas.

Es aconsejable que continúe tomando las mismas cantidades de comida, pero en forma de purés, yogures o zumos y en cantidades más pequeñas pero más veces al día.

También es aconsejable que se controle de forma más frecuente la glucemia.

RECUERDE

- Las infecciones, vómitos, diarrea, intervenciones quirúrgicas y la realización de algunas pruebas, pueden interferir en el control de su diabetes.
- Las infecciones pueden producir hiperglucemia.
- Si tiene fiebre y sospecha que tiene alguna infección, debe acudir a su médico para que averigüe la causa y ajuste su tratamiento antidiabético.
- En los diabéticos tipo 2, algunas infecciones descontrolan la glucemia excesivamente y es necesario el tratamiento con insulina mientras dure el proceso.
- En caso de vómitos, intente tomar bebidas como manzanilla con azúcar o Coca-Cola fría, y si no tolera durante horas acuda a un hospital.
- Una de las causas de vómitos es la cetoacidosis diabética.
- Las diarreas alteran la absorción de nutrientes, agua y electrolitos.
- Una dieta astringente puede ayudar a resolver la diarrea.
- Debe realizarse controles frecuentes de glucosa y cuerpos cetónicos y consultar siempre a su médico en estas situaciones.
- Cuando vaya a hacerse alguna exploración médica que requiera ayuno, debe ajustar las dosis de insulina.

CUESTIONARIO

1. Con respecto a las infecciones en las personas diabéticas es falso que:
   a) Aumentan los requerimientos de insulina.
   b) Se debe iniciar tratamiento antibiótico lo antes posible.
   c) Deben automedicarse.
   d) Puede ser necesario un ajuste de insulina.

2. Cuando desaparece la infección las necesidades de insulina:
   a) Se necesitan las mismas unidades de insulina que durante la infección.
   b) Aumentan las necesidades de insulina.
   c) Se doblan las necesidades de insulina.
   d) Disminuyen las necesidades de insulina.

3. Cuál de estos datos hace sospechar que los vómitos repetidos se deben a cetoacidosis diabética:
   a) Glucosuria.
   b) Hiperglucemia.
   c) Cetonemia.
   d) Hipoglucemia.

4. Entre las causas de los vómitos están:
   a) Las enfermedades gastrointestinales.
   b) Algunos fármacos.
   c) El embarazo.
   d) Todas las opciones anteriores son correctas.

5. Con respecto a las medidas a adoptar en caso de vómitos:
   a) Las comidas deben ser en pequeñas cantidades y más veces al día.
   b) Es mejor no comer nada.
   c) Se debe realizar una comida muy abundante.
   d) No se debe tomar Coca-Cola.

6. Cada cuánto tiempo deben realizarse los controles de glucemia y cuerpos cetónicos en caso de vómitos:
   a) Cada hora.
   b) Una vez al día.

c) Cada 4 horas.
d) Cada 8 horas.

7. Cuando se tiene diarrea, es cierto que:
a) Se debe buscar la causa de la diarrea.
b) Deben ajustarse el tratamiento antidiabético .
c) Se deben realizar controles de cuerpos cetónicos y de glucemia cada 4 horas.
d) Todas las opciones anteriores son correctas.

8. Cuál de estos alimentos no debe tomarse en caso de diarrea:
a) La leche.
b) Arroz cocido.
c) Carne y pescado a la plancha.
d) Manzana cocida.

9. Con respecto a las pruebas médicas que requieren ayuno es cierto que:
a) Se debe realizar el tratamiento antidiabético igual que todos los días.
b) Si la prueba termina pronto, no debe ponerse la insulina ni comer nada hasta la hora de comer.
c) Si la prueba termina después del medio día, no hace falta el ajuste de la dosis de insulina o de los antidiabéticos orales.
d) Debe llevarse el tratamiento pautado, el reflectómetro y las tiras reactivas.

10. Tras una extracción dentaria es cierto que:
a) Se deben comer alimentos en forma de puré, zumos o yogures.
b) La cantidad de hidratos de carbono debe ser la misma, pero se tiene que repartir en cantidades de comida más pequeñas y aumentar el número de comidas.
c) Se deben realizar controles frecuentes de la glucemia.
d) Todas las opciones anteriores son correctas.

LA DIABETES Y EL EMBARAZO

Al hijo de mi hija pónmelo en la rodilla.

¿QUÉ ES LA DIABETES GESTACIONAL?

Hablamos de diabetes gestacional cuando nos referimos a la que se desarrolla durante el embarazo. Suele aparecer en el tercer trimestre y desaparece cuando éste finaliza.

Este termino no hace referencia por tanto a las mujeres que ya eran diabéticas y se quedan embarazadas.

En este caso hablaremos de diabetes pregestacional, es decir antes del embarazo.

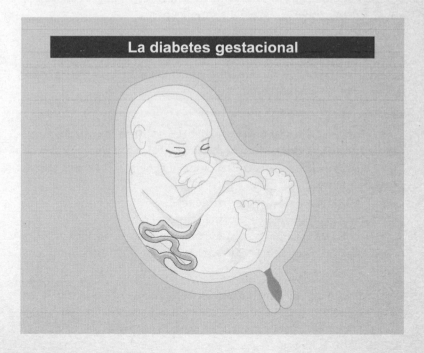

La diabetes gestacional

¿Por qué se produce la diabetes gestacional?

A partir de la semana 24 de gestación, la placenta comienza a producir hormonas como el lactógeno placentario, que aumentan la resistencia a la insulina. Como mecanismo de compensación, las celulas beta liberan una mayor cantidad de esta hormona a la sangre (hiperinsulinemia), a pesar de lo cual, los niveles de glucosa permanecen altos.

Además la placenta, contribuye al mantenimiento de la hiperglucemia, al degradar la insulina sanguínea.

El aumento de la resistencia a la insulina impide la utilización de la glucosa por las células maternas, lo que obliga al organismo a movilizar las reservas de grasa para conseguir energía y aumentar la producción de cuerpos cetonicos.

¿Es frecuente la aparición de diabetes durante el embarazo?

Se calcula que la diabetes gestacional se desarrolla entre un 2 y un 5 por 100 de todos los embarazos y su aparición eleva el riesgo de padecer diabetes mellitus tipo 2 en el futuro. Aproximadamente un 30 por 100 de las mujeres embarazadas que desarrollaron diabetes gestacional son diabéticas de tipo 2, a los 5-10 años del parto.

¿Qué factores influyen en su aparición?

Existen una serie de factores que aumentan el riesgo de desarrollar una diabetes gestacional como:

- La obesidad.
- Los antecedentes familiares de diabetes, sobre todo entre los familiares de primer grado (padres, hermanos).
- La edad de la madre (el riesgo aumenta con la edad, sobre todo a partir de los 30 años).
- Historia previa de diabetes gestacional.
- Presencia de glucosa en la orina (glucosuria).
- Historia de abortos previos inexplicados, recién nacidos grandes para su edad gestacional (macrosomia), niños con malformaciones congénitas.

El hallazgo de glucosa en orina es frecuente. Un 15 por 100 de las embarazadas lo tienen. La presencia de glucosuria es válida cuando se recoge la segunda orina de la mañana estando en ayunas.

¿Cómo se diagnostica?

A las 24-28 semanas se realiza el test de O'Sullivan a las mujeres embarazadas como prueba de cribado.

Este test consiste en la toma de 50 gramos de glucosa, tras lo cual se espera una hora y se determina la glucemia. Un valor de glucosa venosa mayor o igual a 140 mg/dl, señala a las embarazadas con riesgo de padecer diabetes gestacional, que son a las que se les deberá realizar la prueba diagnóstica.

Un valor de glucemia normal en el test de O'Sullivan a las 24-28 semanas no descarta que no se pueda desarrollar una diabetes gestacional más adelante, por lo que es recomendable repetirlo a las 32-36 semanas.

Si a las 32-36 semanas de gestación vuelve a ser negativo, no existe riesgo de que desarrolle una diabetes gestacional, pero si es positivo se debe realizar un test diagnóstico.

El test diagnóstico de diabetes gestacional se realiza tras haber realizado tres días una dieta especial con un aporte bajo de hidratos de carbono a primera hora de la mañana y en ayunas de 12 horas.

El test consiste en la administración por boca de 100 gramos de glucosa, tras la que se realizan determinaciones de la glucemia a la hora, 2 horas y 3 horas tras la ingesta del azúcar. Es positivo si 2 o más valores son iguales o mayores que los representados a continuación:

Tiempo	Glucemia venosa (mg/dl)
Basal	105
1 hora	190
2 horas	165
3 horas	145

¿Qué problemas provoca sobre el feto la diabetes?

Tanto en la diabetes gestacional como en la pregestacional si no se controla adecuadamente la glucemia pueden aparecer diferentes complicaciones sobre el feto. Se ha visto que el mal control de la glucemia aumenta el riesgo de malformaciones congénitas, y también puede dar lugar al nacimiento de niños excesivamente grandes (macrosomia).

La macrosomia es debida a que el exceso de glucosa en la sangre materna produce una hiperglucemia en el feto, que estimula la secreción de insulina por el páncreas fetal.

Además existe en los recién nacidos de madres con diabetes descompensada un aumento de las posibilidades de que puedan padecer diabetes mellitus y obesidad.

Otras alteraciones que puede producir son:

- La muerte del feto en el interior del útero.
- El retraso en la maduración del pulmón del niño, al dar a luz antes de tiempo (sobre la 36-37 semana de embarazo).
- La posible aparición de hipoglucemias después del parto.

Esquema sobre el diagnóstico de la diabetes gestacional

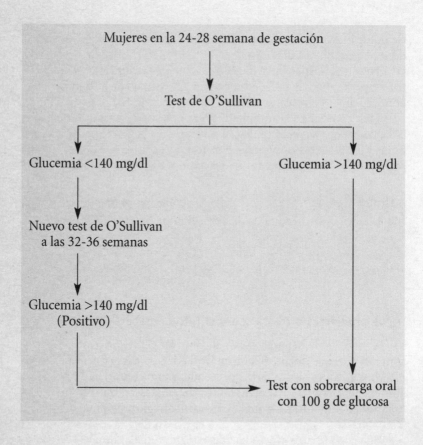

Problemas del feto en las mujeres diabéticas

- Niños macrosómicos.
- Muerte intraútero.
- Malformaciones congénitas.
- Retraso en la maduración del pulmón.

¿Cómo se trata la diabetes durante el embarazo?

El pilar fundamental en el control glucémico de la mujer con diabetes gestacional es la dieta y el ejercicio físico. Su ginecólogo le aconsejará sobre la dieta que debe realizar y controlará su peso para que no sea excesivo durante el embarazo.

Si con la dieta no se consigue un control adecuado, está indicado el iniciar un tratamiento con insulina.

Debe saber que, aunque la diabetes gestacional es un factor que predispone a padecer en un futuro diabetes de tipo 2, y ésta se suele tratar con fármacos, durante el embarazo éstos están contraindicados, ya que atraviesan la placenta y pueden producir malformaciones congénitas.

Es importante un buen control de su glucemia antes y después de las comidas. Recuerde que un buen control de las cifras de glucosa, es la mejor forma de prevenir los posibles daños al niño y también que usted desarrolle algunas complicaciones relacionadas con la enfermedad.

¿Que ocurre después del parto?

Si usted ha desarrollado una diabetes durante la gestación, debe saber que tiene riesgo de ser diabética en un futuro y de tener diabetes durante otros embarazos, por eso se suele hacer un seguimiento a las personas con diabetes gestacional, realizándose un test de tolerancia oral con 75 gramos de glucosa a los tres meses del parto y fuera de la lactancia.

¿Qué ocurre con las mujeres diabéticas que se quedan embarazadas (diabetes pregestacional)?

Si es diabética y desea quedarse embarazada, es importante que lleve un buen control de su diabetes por lo menos 6 meses antes del embarazo, con el fin de evitar complicaciones para usted y para el niño.

Es aconsejable que consulte a su médico antes de planificar un embarazo.

Si usted ya está embarazada, acuda a su ginecólogo cuanto antes, por que el embarazo puede descontrolar su diabetes y tiene riesgo de tener complicaciones, como la hipoglucemia o la cetoacidosis diabética, que es mortal para el niño.

También el embarazo puede influir en la progresión de la retinopatía diabética si ya tiene algún grado, así como de su nefropatía.

¿Qué tratamiento es el más adecuado en la diabetes pregestacional?

Al igual que en las mujeres con diabetes gestacional, el tratamiento de elección en estos casos es la insulina.

RECUERDE

- La diabetes gestacional es aquella que aparece durante el embarazo.
- El desarrollo en un futuro de diabetes gestacional predispone al desarrollo de diabetes mellitus tipo 2.
- Se realiza un test para detectar su aparición a todas las embarazadas a las 24 semanas de gestación.
- El mal control de la glucemia durante el embarazo puede causar malformaciones en el niño.
- El tratamiento de la diabetes durante el embarazo es siempre con insulina.
- Las mujeres diabéticas que se quedan embarazadas deben planificar el embarazo y tener bien controlada la glucemia 6 meses antes.
- El embarazo puede hacer progresar la retinopatía y la nefropatía en las mujeres diabéticas.

SABÍA USTED QUE...

- La gestación más larga es la del elefante, que dura 22 meses, mientras que la del ratón, tan sólo dura 21 días.
- Los únicos mamíferos que se reproducen por medio de huevos son el ornitorrinco y el equida.

CUESTIONARIO

1. Llamamos diabetes gestacional a:
 a) La diabetes que se desarrolla durante el embarazo.
 b) La mujer diabética que se queda embarazada.
 c) La diabetes que aparece un año después del embarazo.
 d) Ninguna de las opciones anteriores es correcta.

2. En las mujeres con diabetes durante el embarazo no se produce:
 a) Aumento de la producción de cuerpos cetónicos.
 b) Disminución de las resistencia a la insulina.
 c) Aumento de la liberación de insulina en sangre.
 d) Hiperglucemia.

3. Cuál de estos factores no influye en el desarrollo de la diabetes gestacional:
 a) Una historia previa de diabetes durante otro embarazo.
 b) La delgadez.
 c) Los antecedentes en la familia de diabetes de tipo 2.
 d) La edad de la madre.

4. El test utilizado para el cribaje de la diabetes gestacional es:
 a) El test de O'Sullivan.
 b) El test de O'Connor.
 c) El test de O'Ryan.
 d) El test de O'Donell.

5. No es un problema que pueda padecer el feto de una mujer diabética:
 a) Malformaciones congénitas.
 b) Muerte intraútero.
 c) Macrosomia.
 d) Adelanto en la maduración pulmonar.

6. No es tratamiento de la diabetes gestacional:
 a) La dieta.
 b) El ejercicio físico.
 c) La insulina.
 d) Los antidiabéticos orales.

7. **La diabetes gestacional suele desarrollarse a partir de :**
   a) Las 34 semanas de gestación.
   b) En el primer mes de embarazo.
   c) A partir de la semana 24 de embarazo.
   d) A las 20 semanas de embarazo.

8. **Con respecto a la diabetes gestacional no es cierto que:**
   a) Aumenta el riesgo de desarrollar en un futuro diabetes mellitus tipo 2.
   b) Aumenta el riesgo de presentar diabetes en otros embarazos.
   c) Aumenta el riesgo de desarrollar diabetes mellitus tipo1.
   d) Las opciones a y b son correctas.

9. **Con respecto a la diabetes pregestacional es cierto que:**
   a) Aumenta el riesgo de progresión de la nefropatía diabética.
   b) Desaparece tras el parto.
   c) Aparece a la 20 semanas de embarazo.
   d) Disminuye el riesgo de progresión de la retinopatía diabética.

10. **La diabetes pregestacional se trata con:**
    a) Sulfonilureas.
    b) Biguanidas.
    c) Insulina.
    d) Inhibidores de la alfaglucosidasa.

MÉTODOS ANTICONCEPTIVOS Y DIABETES

Pensé que no tenía marido y comime la olla,
y cuando le ví enmudecí, cegué y embaracé
(Refranero español).

INTRODUCCIÓN

En el capítulo anterior hemos hecho referencia al estricto control metabólico necesario antes de un embarazo para que éste llegue a buen término. Por eso, en las mujeres diabéticas, es importante una buena planificación familiar. Los métodos anticonceptivos que pueden emplear las mujeres diabéticas no son diferentes de los que emplea el resto de la población, pero alguno de ellos puede tener connotaciones especiales.

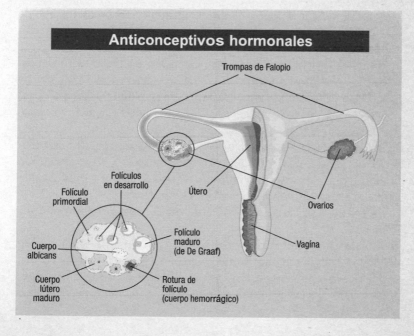

Anticonceptivos hormonales

Trompas de Falopio

Folículos en desarrollo

Folículo primordial

Útero

Ovarios

Cuerpo albicans

Folículo maduro (de De Graaf)

Vagína

Cuerpo lútero maduro

Rotura de folículo (cuerpo hemorrágico)

¿QUÉ MÉTODOS ANTICONCEPTIVOS EXISTEN?

Anticonceptivos hormonales

Es lo que comúnmente conocemos coma «la píldora». Están compuestas por diferentes tipos de estrógenos y progestágenos en diferentes dosis según el preparado comercial.

¿CÓMO ACTÚAN LOS ANTICONCEPTIVOS?

Los anticonceptivos orales actúan impidiendo la ovulación, al mantener unos niveles elevados de hormonas en sangre durante 21 días, lo que bloquea el ciclo hormonal propio de la mujer.

A los 21 días, cuando se suspende la toma de la píldora, se produce una disminución gradual de los niveles de hormonas circulantes, con lo que aparece un sangrado semejante al de la menstruación al cabo de 2 o 3 días.

¿QUÉ EFECTOS SECUNDARIOS TIENEN?

Además de actuar sobre el ciclo hormonal femenino tienen otros efectos como:

Pueden inducir la aparición en el hígado de adenomas, un tipo de tumor benigno que suele desaparecer al suspender el tratamiento con anticonceptivos.

También tienen influencia sobre la tensión arterial, pudiendo producir hipertensión si no tenía previamente o descontrolar las cifras de tensión arterial en mujeres que previamente eran hipertensas. Las cifras de tensión arterial descienden a los 3-6 meses de suspender su toma.

Otro efecto es que influyen en la coagulación sanguínea, favoreciendo la formación de trombos (coágulos en los vasos), que pueden desprenderse y, al ser arrastrados por el torrente circulatorio, llegar al pulmón donde taponan los vasos, impidiendo el paso de sangre y produciendo lo que se conoce como tromboembolismo pulmonar.

Este efecto sobre la coagulación aumenta el riesgo de infarto cardiaco o cerebral.

Con los anticonceptivos de última generación, que tienen menos dosis, han disminuido estas complicaciones.

Tanto a los estrógenos como a los progestágenos se les considera hormonas diabetógenas, al aumentar la resistencia a la acción de la insulina en los tejidos.

¿QUÉ CONTRAINDICACIONES TIENEN?

Este método anticonceptivo no lo deben usar mujeres con:

- Antecedentes de tromboembolismo pulmonar.
- En mujeres con hipertensión arterial.
- Personas con enfermedades cardiacas o renales graves.
- Mujeres con enfermedades del hígado.
- En las mujeres diabéticas, la contraindicación si no han aparecido complicaciones sobre el riñón o el corazón es relativa, y deben saber que si toman anticonceptivos orales, pueden aumentar los requerimientos de insulina.

Preservativo

Consiste en una funda de látex que se coloca en el péne erecto, e impide la entrada de los espermatozoides en el aparato reproductor femenino.

Pueden estar recubiertos de espermicidas para aumentar su efectividad.

Es fácil de usar, barato y evita las enfermedades de transmisión sexual al impedir el paso de gérmenes.

El dispositivo intrauterino (DIU)

Es un pequeño armazón que se coloca en el interior del útero. La colocación debe hacerla siempre un ginecólogo. Su duración es de 2 a 5 años. Es más aconsejable en mujeres que ya hayan tenido hijos, ya que la colocación resulta más fácil.

¿CUÁL ES EL MECANISMO CON EL QUE ACTÚA?

La colocación de un elemento ajeno en el útero produce una reacción inflamatoria en éste lo que dificulta tanto la fecundación como la implantación del embrión.

¿QUÉ CONTRAINDICACIONES TIENE ?

El dispositivo intrauterino no debe implantarse en mujeres embarazadas, en las que tomen tratamiento anticoagulante, en las que tengan sangrados uterinos anormales o en las que tengan una infección en el tracto genital.

El diafragma

Este dispositivo que se coloca en el interior de la vagina está formado por un aro de metal flexible recubierto una goma.

Actúa impidiendo la llegada de los espermatozoides al útero.

Siempre debe utilizarse con una crema espermicida.

No debe ser retirado hasta 6 u 8 horas después del cóito.

Su eficacia se calcula es de un 95 por 100.

Se debe ser cuidadosa en su mantenimiento, lavándolo con agua y jabón suave tras su uso y guardarlo espolvoreado con polvos talco.

Si se mantiene correctamente puede durar uno o dos años.

Los espermicidas

Son sustancias químicas que se introducen en el interior de la vagina antes de la penetración.

La función de estas sustancias es debilitar o destruir los espermatozoides.

Se presentan en forma de cremas, sprays, óvulos o geles.

Si se utilizan, no deben hacerse lavados vaginales hasta pasadas las 4 horas.

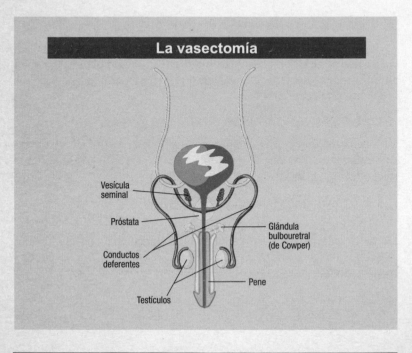

La vasectomía

Vesícula seminal

Próstata

Glándula bulbouretral (de Cowper)

Conductos deferentes

Pene

Testículos

En realidad, este método tiene una baja efectividad, por lo que su uso debe realizarse de forma combinada con otros métodos anticonceptivos.

La vasectomía

Consiste en la sección y ligadura de los conductos deferentes del testículo, impidiendo la emisión de espermatozoides. Siempre que se plantee la decisión de hacerse una vasectomía, ha de haber sido meditada, pues es un método prácticamente irreversible.

La ligadura de trompas o salpinguectomía

Consiste en la sección y ligadura de las trompas de Falopio. Al igual que la vasectomía, es un método anticonceptivo irreversible.

A la hora de elegir un método anticonceptivo, consulte a su médico; él le ayudara a elegir el más apropiado, o bien infórmese en los centros de planificación familiar.

RECUERDE

- Las mujeres diabéticas pueden usar los mismos métodos anticonceptivos que el resto de las mujeres.
- Los anticonceptivos orales actúan impidiendo la ovulación.
- Los estrógenos y progestágenos que contienen los anticonceptivos orales son hormonas diabetológicas, es decir que aumentan la glucosa en sangre, y puede ser necesario un ajuste del tratamiento con insulina o antidiabéticos orales cuando se usa este método anticonceptivo.
- Los anticonceptivos orales tienen efectos sobre la tensión arterial y la coagulación entre otras cosa.
- El DIU es un cuerpo de metal que se implanta en el útero, y su uso es más aconsejable en mujeres que ya han tenido hijos.
- La ligadura de trompas y la vasectomía deben considerarse métodos definitivos.

SABÍA USTED QUE...

- Los primeros anticonceptivos se obtuvieron de la *Dioscorea barbasco*, planta que florecía en el estado mexicano de Veracruz.
- Los griegos y los romanos utilizaban la vejiga o el intestino de ciertos animales como preservativos.
- El nombre de condón se lo debemos al doctor Condom, que invento los preservativos de intestino de oveja atados con una cuerdita.
- En el siglo IV antes de Cristo, Hipócrates descubrió el efecto anticonceptivo derivado de la colocación de un cuerpo extraño en el interior del útero.
- Existen datos en algunos papiros egipcios que hacen referencia al uso de diferentes sustancias como espermicidas.

CUESTIONARIO

1. Con respecto a los métodos anticonceptivos y la diabetes es cierto que:
   a) Las mujeres diabéticas no deben emplear ningún método anticonceptivo.
   b) El único método de anticoncepción que pueden usar es el preservativo.
   c) Los métodos anticonceptivos que pueden usar no difieren del de el resto de las mujeres.
   d) Pueden usar cualquier método menos los anticonceptivos orales.

2. Los anticonceptivos orales son diabetógenos porque los estrógenos y progestágenos:
   a) Aumentan la resistencia de los tejidos a la acción de la insulina.
   b) Disminuyen la resistencia a la insulina.
   c) Impiden que el páncreas secrete insulina.
   d) Todas las respuestas anteriores son falsas.

3. Los anticonceptivos orales actúan:
   a) Produciendo una barrera que impide a los espermatozoides llegar hasta el óvulo.
   b) Produciendo una inflamación en el útero.
   c) Impidiendo la ovulación.
   d) Por cierre de las trompas de Falopio.

4. Los anticonceptivos orales tambien pueden favorecer:
   a) El empeoramiento de la hipertensión arterial.
   b) La formación de trombos.
   c) La formación de adenomas hepáticos.
   d) Todas las respuestas anteriores son ciertas.

5. Cuál de estas opciones no es una contraindicación de los anticonceptivos orales.
   a) La hipertensión.
   b) Los antecedentes de tromboembolismo pulmonar.
   c) Enfermedades del higado.
   d) En caso de diarrea.

6. **Con respecto al DIU es cierto que:**
   a) Se coloca en el interior del útero.
   b) No debe usarse en mujeres que ya hayan tenido hijos.
   c) Puede utilizarse en mujeres que tienen una infección genital.
   d) Se puede colocar en embarazadas.

7. **El mecanismo por el que el DIU es anticonceptivo es:**
   a) Impide la llegada de los espermatozoides al útero.
   b) Impide la ovulación.
   c) Es un espermicida.
   d) Dificulta la fecundación del óvulo y dificulta la implantación.

8. **Con respecto al diafragma es falso que:**
   a) Se coloca en el interior de la vagina.
   b) Es un aro de metal y una goma.
   c) Impide la llegada de los espermatozoides al útero.
   d) No debe usarse con espermicidas.

9. **Con respecto a la vasectomía es falso que:**
   a) Es un método anticonceptivo definitivo.
   b) Consiste en la sección y ligadura del conducto deferente.
   c) Impide la salida de los espermatozoides al estar interrumpido el conducto por el que llegan a la uretra en la eyaculación.
   d) Todas las anteriores respuestas son falsas.

10. **Con respecto a la ligadura de trompas es falso que:**
    a) Al igual que la vasectomía es un método definitivo.
    b) Consiste en la ligadura de las trompas de Falopio.
    c) Se realiza seccionando y cerrando las trompas de Eustaquio.
    d) Es una intervención quirúrgica.

LA DIABETES DURANTE
LAS VACACIONES

Quien no osa aventurar, no pasa la mar
(Refranero español).

INTRODUCCIÓN

Aunque usted sea diabético y deba seguir llevando una vida saludable y regular, y no pueda olvidarse de la dieta, el ejercicio físico y la medicación, no debe sentirse atrapado por la enfermedad.

Puede viajar a los mismos sitios que otras personas sin diabetes. Solamente debe tener una serie de precauciones para que sus vacaciones y el viaje sean como las había planeado.

¿QUÉ PUEDO HACER ANTES DE SALIR DE VIAJE?

• Es conveniente realizarse un examen médico antes de irse de viaje. Esto permite que salga más tranquilo, y que se valore el control glucémico que ha tenido en los últimos meses y se realice, si es preciso, un ajuste del tratamiento.

• Cuando estemos pensando en viajar a un país que requiera que se ponga un vacunación previa para prevenir ciertas enfermedades, debe hacerlo unas semanas antes de su viaje. Esto evitara que las posibles reacciones que puedan interferir con el control de su glucemia aparezcan estando fuera de su casa.

• Si viaja a un país donde no se hable su idioma, aprenda a decir en el idioma del país que es diabético.

• Es importante, si va a un hotel, que se informe de qué servicios dispone.

• Llévese los antidiabéticos orales o la insulina que vaya a necesitar para todo el viaje y algo de medicación extra, por si surge algún imprevisto, pues si se le acaba puede tener dificultades para conseguirla en otro país.

• Acuérdese siempre de recoger el equipo para el autocontrol de la glucemia y de las cetonas en orina y llévese el teléfono del equipo médico que le esté atendiendo, por si le surgiera alguna duda.

¿QUÉ DEBO TENER EN CUENTA DURANTE EL VIAJE?

● Cuando el viaje es largo es conveniente hacer paradas cada cierto tiempo para descansar y aprovechar para caminar. Si viaja en coche, debe hacer paradas cada 2 o 3 horas, de 5 o 10 minutos para descansar y caminar. Si el viaje es en autobús tendrá que aprovechar las paradas que tenga establecidas para caminar. Los viajes en tren permiten que uno pueda pasear por el vagón el tiempo que quiera.

● Lleve usted a mano siempre el equipo para el autocontrol de la glucemia y de las cetonas en orina.

● También debe llevar a mano el glucagón y azucares de absorción rápida como terrones de azúcar, caramelos, fruta o zumos de fruta... y de absorción lenta como pan o galletas. Procure llevarlo cerca de usted por si lo necesita, no lo meta en el maletero del coche o lo facture.

¿QUÉ OCURRE CUANDO LLEGAMOS AL LUGAR DE DESTINO?

● Cuando llegue a su hotel o apartamento, ponga en un sitio visible y a mano el teléfono de su médico.

● Si está en un hotel y desea comer en la habitación, debe recordar que suele pasar un tiempo entre que usted encarga la comida y se la sirven en la habitación.

● Encargue la comida con media hora de antelación.

● Durante las vacaciones se sale en muchas ocasiones a comer fuera de casa. Usted puede comer en cualquier restaurante, pero procure no excederse mucho de su control alimentario.

● Si se ha excedido comiendo, contrólese la glucemia 2 horas después de la comida, además de antes de la misma. No cometa el error de, por haberse excedido, dejar de cenar.

● Cuando uno viaja aprovecha para visitar diferentes sitios o conocer una ciudad y en muchas ocasiones se hace un ejercicio extra, mayor del habitual. Tenga usted en cuenta en estas ocasiones los consejos dados anteriormente a este respecto.

● Lleve usted una mochila con algo de comida, por si la necesitara.

● Si va usted a la playa, recuerde las recomendaciones para el cuidado de sus pies y procure evitar andar descalzo por la arena, pues cualquier piedra o trozo de concha podría producirle una herida.

● Si va a tomar el sol, póngase protección solar para evitar las quemaduras. Si se quema y le salen ampollas, éstas pueden infectarse.

¿Y SI REALIZO UN VIAJE A OTRO CONTINENTE?

Cuando vaya a viajar a un país con horarios diferentes al suyo, debe pedir consejo al equipo de educación diabetológica que le esté tratando para que le ayuden a planificar la insulina y la comida con el fin de que no ocurran complicaciones.

Las diferencias de horario requieren un ajuste de las dosis de insulina el día del viaje y el día después del viaje, tanto de ida como de vuelta. Después, puede usted continuar con las dosis de insulina tal y como las realizaba habitualmente.

RECUERDE

- Aunque se vaya a otro sitio, la diabetes viaja con usted.
- Lleve siempre la cantidad de insulina y antidiabéticos orales que crea que va a necesitar, y algún suplemento por si acaso.
- La insulina en bolígrafos no necesita ser transportada en recipientes especiales ni en nevera, pero no debe exponerse a temperaturas extremas. Procure no dejarla dentro del coche al sol, por que las altas temperaturas que se pueden alcanzar estropearán su composición. Tampoco la facture con el equipaje en el avión, porque las bodegas donde se guarda el equipaje alcanzan temperaturas muy bajas que también pueden alterarla.
- Debe meter en su equipaje los reflectómetros y las tiras reactivas.
- Procure hacer descansos durante el viaje y aprovéchelos para caminar.
- Si va a un país que requiera que se vacune, hágalo unas semanas antes de su viaje, esto le ahorrará que puedan aparecer complicaciones estando fuera de casa.
- No olvide el teléfono de su médico por si le surgiera alguna duda durante las vacaciones.
- En los viajes transcontinentales es necesario el ajuste de insulina, ya que cambian los horarios.

CUESTIONARIO

1. Antes de salir de viaje debe:
   a) Realizarse un examen médico.
   b) Recoger la insulina y los antidiabéticos orales que vaya a precisar.
   c) Llevar el reflectómetro y las tiras reactivas.
   d) Todas las opciones anteriores son correctas.

2. Si va a viajar a África y se tiene que vacunar antes de ir:
   a) Debe hacerlo el día antes de su marcha, pues si no la vacuna no será efectiva.
   b) Debe hacerlo 5 días antes de ir de viaje.
   c) Debe vacunarse unas semanas antes de su viaje para evitar que las posibles reacciones aparezcan fuera de casa.
   d) No se preocupe, aunque le hayan dicho lo contrario usted no debe vacunarse.

3. Durante viajes largos es cierto que:
   a) No lleve el glucagón.
   b) Lleve azúcares de absorción rápida.
   c) No haga paradas.
   d) Todas las anteriores son correctas.

4. Se deben hacer paradas en un viaje en coche:
   a) Cada 10 horas.
   b) Cada 7 horas.
   c) Cada 4 horas.
   d) Cada 2 horas.

5. Cuando vaya a la playa:
   a) Póngase cremas de protección solar para evitar quemaduras.
   b) Evite andar descalzo por la arena.
   c) Todas las anteriores son correctas.
   d) Ninguna de las anteriores es correcta.

6. Con respecto a las transgresiones dietéticas en las vacaciones es cierto que:
   a) Puede saltarse la dieta siempre que quiera.

b) Si se salta la dieta debe controlarse la glucemia con frecuencia.

c) Si come en exceso debe aumentar las dosis de antidiabéticos orales.

d) Puede solucionarlo poniéndose una dosis extra de insulina.

7. Si va a un hotel:

a) Infórmese de las prestaciones del hotel.

b) Si come en la habitación, póngase la insulina nada más pedir la comida.

c) Si come en la habitación recuerde que la comida tarda una media hora, pídala teniendo esto en cuenta para que se ajuste a la hora en que quiere usted comer.

d) Las opciones a y c son correctas.

8. En los viajes transcontinentales:

a) No hace falta ajustar la insulina.

b) Hay que ajustar la insulina todo el tiempo que se esté fuera.

c) Se debe ajustar el tratamiento el día del viaje y el siguiente, y después, adaptarnos a los horarios del sitio de destino.

d) Las opciones a y b son correctas.

REACCIONES EMOCIONALES TRAS EL DIAGNÓSTICO DE DIABETES

En cada sendero hay su atolladero
(Refranero español).

INTRODUCCIÓN

Ser diagnosticado de una enfermedad crónica, como es la diabetes, produce siempre en el enfermo y en la familia un trastorno. Esto se debe a los cambios que se producen en el estilo de vida, a corto, medio o largo plazo, sabiendo que ello trae implicaciones psicológicas y emocionales.

¿QUÉ ETAPAS SE PRODUCEN EN EL PROCESO DE ADAPTACIÓN CUANDO SE DIAGNOSTICA LA DIABETES?

La negación

Ésta es una de las primeras reacciones que adopta el enfermo al conocer su enfermedad, el no reconocerlo.

Es frecuente y muy típico que el paciente piense que eso no le puede estar ocurriendo a él.

Esta negación de lo que no queremos creer hace que en muchas ocasiones se realice la búsqueda de todo tipo de profesionales médicos o no relacionados con la medicina con el fin de contrastar opiniones, para que confirmen que esto no está ocurriendo.

La rebeldía

La segunda fase de este proceso de adaptación conduce a la rebelión, expresada por medio de la rabia ante la nueva situación.

Ante lo que está ocurriendo, lo normal es rebelarse, buscar culpables. En muchas ocasiones es el personal sanitario, el tratamiento, la propia familia o uno mismo los objetivos de esta rabia y agresividad.

En esta etapa de adaptación, el enfermo se pregunta en innumerables ocasiones porqué le está ocurriendo esto a él.

La disociación

En esta etapa la persona diabética tiende a pensar que su vida antes del diagnóstico era mucho mejor y era capaz de conseguir todo lo que se había propuesto, así como nuevos retos que antes no había pensado.

Ahora, tras el diagnóstico, cree que ya no es posible nada de lo que había planeado, y sus sueños en cuanto al futuro se desvanecen.

A la vez comienza a plantearse si su expectativa de vida será la misma que antes de la aparición de la enfermedad, y comienza a expresarlo con frases como «ya no podré realizar…»

Desesperanza

El enfermo cree que su vida ha llegado a su fin, que no va ha poder hacer nada más, que todas sus esperanzas no las va ha poder realizar, todas las metas que tenía se reducen a que sólo le queda morir, y que ya no pinta nada.

En esta fase comienzan a soñar despiertos, diciendo cosas como: no podré tener una granja, no podré ir a tal país soñado, o navegar a través de muchos sitios. Cuando realmente nunca se había planteado ni ser granjero, ni salir de su pueblo o ni siquiera comprarse una piragua.

La autonegación

Aquí es donde ya ha pasado corto o largo plazo y el paciente se predispone a ponerse pautas y él mismo se adapta a la nueva situación, cosa que no todos llegan a conseguir. Es la etapa de los cambios.

Ahora él mismo se plantea nuevos cambios y novedades en su nueva forma de vida respecto al sistema de vida anterior.

Se contempla y dice algo como, «Me parece que será mejor esto en vez de aquello» y todo este tipo de conceptos que son los que le llevarán a una mejor actitud en su vida.

La depresión

El afectado no deja de pensar, y solo se centra en él y todas sus ideas son negativas. Lo que se está perdiendo, lo que no va ha hacer y lo que tendrá que dejar de hacer, llevándole a una etapa de tristeza.

Esta etapa la tiene que superar, tanto él como su familia, que necesitan un tiempo para afrontar los cambios.

Es en esta etapa donde se tiene que dar mucha importancia a los aspectos futuros, recordando las cosas que sí se pueden realizar, pues es una de las etapas más tristes y duras de superar por el enfermo y los que le rodean.

La etapa de adaptación

Hay un momento en el que el enfermo y su familia se van dando cuenta de que la vida con diabetes también es posible, y los familiares se familiarizan con el nuevo sistema de vida.

Estas situaciones no se dan igual en cada caso y cada familia las resuelve de una forma distinta. Hay casos donde los familiares tardan más en adaptarse, otros se involucran más. Entre ellos los hay que no superan la situación, las causas pueden ser dispares: las circunstancias personales de ese momento, la situación laboral, económica, la edad, cultura, incluso la situación familiar.

Para este tipo de situación existen profesionales sanitarios, psicólogos que nos ayudan a adaptarnos a cada una de las situaciones y a cada momento con el menor impacto emocional.

Además, la etapa en la que se encuentra el paciente y la familia puede ser distinta.

No todo el mundo pasa por todas estas fases, ni tienen que ser en este orden. Cada persona es diferente y por tanto el proceso personal que lleva hasta la aceptación de la nueva situación es distinta. También podemos encontrar personas que nunca llegan a aceptar la nueva situación

¿LAS REACCIONES EMOCIONALES SON IGUALES EN TODAS LAS ETAPAS DE LA VIDA?

Dependiendo de los caracteres y la etapa en la que se encuentra el diabético, dependerá del tipo de respuesta de los enfermos ante la enfermedad. Un factor importante es la edad del individuo en el momento de conocer su diagnóstico.

¿Qué reacciones podemos esperar en los niños?

La mayoría de los niños no comprenden lo que les está ocurriendo. Debe explicárseles las cosas adaptándolas a la etapa de la infancia en la que están. Si el niño es todavía muy pequeño, debe ser el padre el que se encargue del tratamiento y el control de la dieta.

Un problema es ver a sus compañeros en el día a día, y sobre todo, en cumpleaños y fiestas infantiles, donde se consumen golosinas, helados, bollería que el niño diabético no debe comer.

Los padres deben inculcar las normas que debe adoptar ante la nueva situación. Es de considerar que el niño, hasta la segunda infancia, no será capaz de llevar con independencia o autonomía su enfermedad.

¿Qué ocurre durante la juventud?

Esta edad es una de las más complicadas, pues en la adolescencia la rebeldía, unida a la confianza depositada en ellos, coincide con el peligro del abandono del tratamiento cuando el diagnóstico ha sido previo a esta etapa.

Si el diagnóstico coincide justo en la etapa adolescente, puede que las reacciones tengan repercusiones muy fuertes que pueden llegar a tener una larga duración.

¿Qué reacciones aparecen en la edad adulta?

El diagnóstico que se produce de la diabetes en la edad adulta, es tener que adaptarse a una nueva vida, borrando ciertas actitudes de la vida anterior, y luchar contra el cambio de hábitos.

¿Y en el anciano?

La típica reacción de nuestros mayores cuando se les notifica que son diabéticos es de que ha llegado el gran comienzo de su fin.

El anciano se rebela.

A esta edad se produce una rebeldía al sistema alimenticio, negándose a llevar a rajatabla las dietas. Esto es mucho más difícil en mayores que viven solos, pero no tanto en residencias donde la alimentación está mucho más controlada.

Es sabido que tanto la etapa de la vida en la que uno se encuentra como su situación laboral y social en el momento del diagnóstico, influyen en la forma de afrontar la enfermedad y en el cumplimiento del tratamiento.

¿QUÉ FACTORES INFLUYEN SOBRE LA ADAPTACIÓN A LA NUEVA SITUACIÓN?

Ante la nueva situación, se debe conocer cuál es su situación laboral, social, familiar y de pareja.

Laboral

Este campo es complejo, pues el estrés, la dureza, trabajo a realizar y tipo de profesión influyen en el planteamiento del tratamiento. Los tratamientos siempre serán acordes con cada profesión.

Los no trabajadores

En los no trabajadores siempre es más fácil adoptar las medidas necesarias que tienen que adoptarse por las dos partes: paciente y familiares, para la más rápida adaptación a esta nueva vida.

Factor social

Primeramente hay que saber el tipo de vida que se lleva, si es una vida social, con un abanico de amistades, o por el contrario se es una persona de poca vida social; sin alterne, con un círculo de amigos restringido.

Los muy sociables

En el caso de ser una persona de gran vida social, tendremos que ver el tipo de mundo en el que se desenvuelve; viajes, deportes, salidas, etc. Lo ideal es que no tenga que realizar cambios que le puedan llevar a una desgana vital, siempre se procurará que no sufra ningún cambio en su vida social.

Poco sociables

En casos de personas donde no se observe ningún tipo de vida social, sería conveniente que contacte con grupos de diabéticos o asociaciones, donde pudieran inculcarle puntos de referencia.

Pareja y familia

Lo primero que se tiene que saber es qué parte ocupa en la familia. No se debe de crear ningún tipo de distinción entre éste y los demás miembros, tampoco es bueno que se le desarrolle cualquier tipo de vigilancia sobre si hace, dice, come, va o viene.

Pues al final sólo conseguiremos una reacción de tensión.

¿QUÉ SENSACIONES SUELEN TENER LOS DIABÉTICOS TRAS EL DIAGNÓSTICO?

Sensación de pérdida

Está claro que va a existir una sensación de pérdida, pues hay cosas o costumbres a las que tiene que decir adiós.

Sensación de peligro

El enfermo se enfrenta a un nuevo mundo que desconoce. Pasarán por su cabeza muchas sensaciones de peligro y miedo a lo que le puede suceder.

Una sensación de reto

Se le deben de inducir nuevas metas. Metas que se le inducen diciéndole que son motivos para una mejor calidad de vida, o motivos que las personas que le conocen sepan que puedan alentarle.

Sensación de beneficio

Es conveniente siempre buscar el lado positivo de las cosas, y en este caso que vea el apoyo familiar, cosas que se hagan en colectivo y con alegría, cosas que supondrán una ganancia moral y, a su vez, más unión y motivo de fuerza para afrontar la enfermedad.

RECUERDE

- El diagnóstico de la diabétes puede provocar diferentes reacciones que pasen desde la negación a la rábia o desesperanza, hasta que se produzca la aceptación y adaptación a la nueva situación.
- La familia y el diabético pueden estar cada uno en una etápa distinta de la adaptación.
- Cuando la diabetes se diagnostica en la primera infancia, debe ser el padre el que lleve la pauta de la enfermedad.
- Durante la adolescencia y la vejez existe cierto grado de rebeldia contra la enfernedad.

CUESTIONARIO

1. Cuál de estas no es una etapa de adaptación:
a) Rebeldia.
b) Depresión.
c) Euforia.
d) Negación.

2. Sobre la fase de negación es cierto que:
a) Suele ser la primera fase que aparece tras e diagnóstico.
b) Su pensamiento es la incredulidad sobre lo que le está ocurriendo.
c) El diabético busca otras opiniones.
d) Todas las opciones anteriores son correctas.

3. Durante la adaptación:
a) La familia y el diabético asumen la enfermedad.
b) Siempre familia y diabético están en la misma fase de adaptación.
c) No influye su situación laboral social o cultural.
d) Todas las opciones anteriores son falsas.

4. Con respecto a las reacciones emocionales en las diferentes etapas de la vida es cierto que:
a) Son iguales en todas las etapas.
b) El niño puede asumir siempre el control de la enfermedad.
c) En la adolescencia y la vejez aparece cierto grado de rebeldía.
d) En la edad adulta no se deben nunca modificar las actitudes ya adquiridas.

5. Cuál de estos factores influye en la nueva situación de diabético:
a) La situación laboral.
b) La familia.
c) La vida social.
d) Todas las anteriores.

EL FUTURO
DE LA DIABETES MELLITUS

Una cosa es decirlo y otra es verlo
(Refranero español).

INTRODUCCIÓN

Todavía no se ha encontrado un tratamiento que cure definitivamente la diabetes. Las investigaciones médicas en los últimos años están llevando a cabo estudios importantes para intentar prevenir, mejorar los tratamientos existentes e intentar la curación de la enfermedad.

¿QUÉ AVANCES HAY EN LA PREVENCIÓN?

Se han realizado algunos estudios con la intención de prevenir la aparición de la enfermedad.

En la diabetes tipo 1 se produce una activación del sistema inmune encargado de la defensa del organismo que no reconoce las celulas beta del páncreas como propias, por lo que actúa contra ellas y las destruye.

Se han probado tratamientos inmunosupresores que frenan dicha destrucción en personas, en las que la diabetes fue diagnosticada en una fase temprana, sin embargo estos tratamientos no están exentos de importantes efectos secundarios, lo cual limita su uso a largo plazo.

Además, existe otro inconveniente que es que cuando se suprime el tratamiento se vuelve a activar el sistema inmune, reactivándose la destrucción de celulas beta. Cuando se llegue a comprender realmente cuáles son los mecanismos por los que se desarrolla la diabetes y todos los factores, tanto genéticos como externos, que influyen en su desarrollo, quizá sea posible desarrollar estrategias que permitan prevenir la aparición de la enfermedad.

¿QUÉ ESTUDIOS SE ESTÁN DESARROLLANDO PARA MEJORAR LA CALIDAD DE VIDA DE LOS DIABÉTICOS?

Existen otros tipos de estudios que intentan conseguir mejorar la calidad de vida de estas personas.

Se esta trabajando en muchas compañías en desarrollar un método que permita medir la glucemia sin necesidad de pincharse en un dedo.

Las investigaciones van encaminadas a intentar medir la glucemia por medio de un haz de luz especial sobre la piel.

Pero el problema es difícil, y se quiere evitar que este tipo de aparatos obtengan medidas incorrectas que puedan inducir a errores en el control de la glucemia.

¿QUÉ NUEVAS INSULINAS SE ESTÁN DESARROLLANDO?

Insulinas inhaladas

Se trata de insulinas de acción rápida, con efecto similar a la lispro, pero cuya vía de administración es la inhalada.

En España se encuentran en estos momentos en fase de experimentación en una población controlada de pacientes.

Si los resultados de esta ultima fase de experimentación son buenos, puede que se comercialicen para el uso de todos los diabéticos en un plazo de 2 o 3 años.

Aunque estas insulinas tienen la ventaja de que no es necesario inyectarlas, también tienen sus inconvenientes, como su peor absorción en los alveolos pulmonares, que hace que se requieran mayores dosis para conseguir el mismo efecto y encarece el tratamiento.

Además, se desconocen los efectos que producirá a largo plazo en los alveolos la inhalación de altas cantidades de insulina.

Otro inconveniente es que las enfermedades que afectan al pulmón, como la bronquitis, el enfisema, el asma, o los catarros, modifican la absorción de la insulina.

A pesar del gran avance que estas insulinas suponen, de momento no hay alternativas similares para la insulina de efecto prolongado, que tendrá que seguir inyectándose.

Insulinas orales

Desde hace años se está en vía de experimentación para conseguir que la insulina pueda ser administrada por la boca en forma de pastillas o comprimidos.

Sin embargo, el desarrollo de este tipo de insulinas orales se ha encontrado con una barrera natural, como es el ácido del estomago que destruye la insulina e impide que ésta se absorba.

Pero a pesar de esto, continúan los estudios encaminados a conseguir nuevas formulaciones de insulina que permitan algún día que sea posible la insulina oral.

¿QUÉ EXPECTATIVAS HAY EN EL TRASPLANTE?

Se ha hablado de los trasplantes de páncreas en numerosas ocasiones. Lo más frecuente es que el trasplante de páncreas se realice junto con el de riñón en personas que necesitan este último.

Los inconvenientes de este tipo de transplantes no son diferentes a los de otros transplantes y requieren tras la técnica quirúrgica un tratamiento con fármacos inmunosupresores que eviten el rechazo.

Otro tipo de transplantes son los de celulas beta provenientes de la degradación de páncreas de cadáveres.

¿QUÉ FUTURO HAY EN LA MANIPULACIÓN GENÉTICA?

En este campo hay dos líneas de investigación abiertas.

La primera consistiría en tratar que una célula adulta de nuestro cuerpo fuera capaz de producir insulina, como si fuera una célula del páncreas.

Esto es posible porque sabemos que todas las celulas del cuerpo poseen la misma información genética.

Por ejemplo, esta técnica consistiría en reprogramar a una célula de la piel, manipulándola genéticamente, para que produjera insulina.

Esta técnica permitiría eliminar los problemas de rechazo.

La segunda línea de investigación consiste en obtener celulas totipotenciales de embriones humanos congelados sobrantes de la fecundación in vitro.

Las celulas totipotenciales son celulas embrionarias a partir de las cuales se genera un ser humano.

Estas celulas totipotenciales se pueden diferenciar y hacer madurar hacia cualquier tipo de célula. En este caso se trata de hacer que maduren como celulas beta, productoras de insulina, para implantarlas en las personas diabéticas.

La técnica para el transplante y los posibles rechazos todavía están en estudio.

La ventaja que ofrece esta técnica es la gran cantidad de celulas beta que se puede obtener. Sin embargo, esta vía de investigación está sujeta a cuestiones éticas.

¿QUÉ ES EL PÁNCREAS ARTIFICIAL?

Está en vías de desarrollo un nuevo tipo de sistema electrónico que esté compuesto por un sensor, encargado de medir de forma continua los niveles de glucosa en la sangre y un programador, encargado de liberar al organismo la cantidad exacta de insulina que precise en cada momento.

Su aplicación no es posible todavía, pues hay que salvar algunos obstáculos como el tamaño del aparato, que debe ser pequeño para poder ser implantado en el tejido subcutáneo, y la imposibilidad hasta ahora de conseguir un sensor que no se inactive por los mecanismos de defensa del organismo.

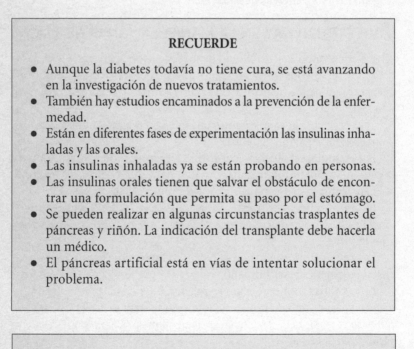

RECUERDE

- Aunque la diabetes todavía no tiene cura, se está avanzando en la investigación de nuevos tratamientos.
- También hay estudios encaminados a la prevención de la enfermedad.
- Están en diferentes fases de experimentación las insulinas inhaladas y las orales.
- Las insulinas inhaladas ya se están probando en personas.
- Las insulinas orales tienen que salvar el obstáculo de encontrar una formulación que permita su paso por el estómago.
- Se pueden realizar en algunas circunstancias trasplantes de páncreas y riñón. La indicación del transplante debe hacerla un médico.
- El páncreas artificial está en vías de intentar solucionar el problema.

SABÍA USTED QUE...

- La glucosa en sangre fue determinada por primera vez en el siglo XIX.

CUESTIONARIO

1. Sobre los avances en la prevención de la diabetes es falso que:
   a) Se han probado tratamientos inmunosupresores.
   b) Cuando se suprime el tratamiento no vuelve a reactivarse la enfermedad.
   c) Los inmunosupresores tienen importantes efectos secundarios.
   d) Todas las opciones anteriores son ciertas.

2. Con respecto a las insulinas inhaladas es cierto que:
   a) Son insulinas de acción lenta.
   b) Se encuentran en la fase de experimentación con animales.
   c) La absorción de la insulina en el alveolo es peor.
   d) Se necesitan menos dosis para obtener los mismos efectos.

3. Cuál de estas enfermedades modifica la absorción de insulina:
   a) La diarrea.
   b) El asma.
   c) La bronquitis.
   d) El enfisema.

4. Sobre la insulina oral es cierto que:
   a) Es difícil que la insulina se absorba en el intestino.
   b) No se consigue una formulación que consiga pasar el ácido del estómago.
   c) No se pueden hacer pastillas de insulina, pues la insulina es líquida.
   d) Todas las opciones anteriores son falsas.

5. Con respecto a los transplantes es cierto que:
   a) No tienen los mismos inconvenientes que otros transplantes.
   b) No hace falta tomar inmunosupresores.
   c) Se suele hacer conjuntamente con el de riñón.
   d) No es una cirugía.

ANEXOS

PESO IDEAL EN HOMBRES ADULTOS SEGÚN CORPULENCIA

Altura	Pequeña	Mediana	Grande
158	58,4 – 61,0	59,5 – 61,3	62,8 – 68,4
159	58,5 – 61,3	59,9 – 64,5	63,1 – 68,8
160	59,0 – 61,7	60,3 – 64,9	63,4 – 69,3
161	59,3 – 62,0	60,6 – 65,2	63,8 – 69,9
162	59,7 – 62,3	61,0 – 65,6	64,1 – 70,4
163	60,0 – 62,7	61,3 – 65,0	64,5 – 71,1
164	60,4 – 63,0	61,7 – 66,4	64,8 – 71,8
165	60,8 – 63,5	62,1 – 67,0	65,3 – 72,4
166	61,1 – 63,7	62,4 – 67,5	65,5 – 73,2
167	61,5 – 64,2	62,8 – 68,2	66,0 – 74,0
168	61,7 – 64,5	63,2 – 68-6	66,4 – 74,6
169	62,3 – 65,2	63,8 – 69,3	67,0 – 75,4
170	62,5 – 65,6	64,3 – 69,7	67,5 – 76,0
171	62,9 – 66,2	64,8 – 70,3	68,0 – 76,8
172	63,2 – 66,6	65,4 – 70,7	68,5 – 77,4
173	62,6 – 67,3	65,9 – 71,4	69,1 – 78,2
174	63,9 – 67,7	66,4 – 71,9	69,6 – 78,8
175	64,3 – 68,3	66,9 – 72,4	70,1 – 79,6
176	64,7 – 68,9	67,4 – 73,1	70,7 – 80,2
177	65,0 – 69,5	68,1 – 73,5	71,3 – 81,0
178	65,4 – 70,0	68,5 – 74,1	71,8 – 81,7
179	65,7 – 70,5	69,2 – 74,6	72,3 – 82,5
180	66,1 – 71,0	69,6 – 75,1	72,7 – 83,2
181	66,6 – 71,6	70,2 – 75,7	73,4 – 84,0
182	67,2 – 72,2	70,7 – 76,4	73,8 – 84,7
183	67,7 – 72,6	71,3 – 77,2	74,3 – 85,4
184	68,1 – 73,4	71,8 – 77,8	75,2 – 86,2
185	68,7 – 74,0	72,4 – 78,6	75,9 – 86,7
186	69,1 – 74,8	73,0 – 79,4	76,6 – 87,5
187	69,7 – 75,5	73,7 – 80,0	77,3 – 88,4
188	70,3 – 76,3	74,3 – 80,7	78,0 – 89,5
189	70,8 – 76,8	74,8 – 81,6	78,7 – 90,4
190	71,4 – 77,7	75,5 – 82,3	79,5 – 91,3
191	72,1 – 78,5	76,1 – 82,1	80-3 – 92,2
192	72,8 – 79,1	76,8 – 83,8	81,3 – 93,0

PESO IDEAL EN MUJERES ADULTAS SEGÚN CORPULENCIA

Altura	Pequeña	Mediana	Grande
148	46,4 – 50,6	49,6 – 55,1	53,7 – 59,8
149	46,6 – 51,0	50,0 – 55,6	54,1 – 60,3
150	46,7 – 51,3	50,3 – 55,9	54,4 – 60,9
151	46,9 – 51,6	50,7 – 56,4	54,8 – 61,4
152	47,1 – 52,1	51,1 – 57,0	55,2 – 61,8
153	47,4 – 52,5	51,5 – 57,5	55,6 – 62,4
154	47,8 – 53,0	51,8 – 58,0	56,2 – 63,0
155	48,1 – 53,6	52,2 – 56,6	56,8 – 63,6
156	48,5 – 54,1	57,7 – 59,1	57,3 – 64,1
157	48,8 – 54,6	63,2 – 59,6	57,7 – 64,4
158	49,3 – 55,2	53,8 – 60,2	58,4 – 65,2
159	49,8 – 55,7	54,3 – 60,7	58,8 – 66,0
160	50,8 – 56,7	55,4 – 61,6	59,9 – 67,3
161	51,4 – 57,3	55,9 – 62,3	60,5 – 68,1
162	51,9 – 57,7	56,4 – 62,8	61,0 – 68,8
163	52,5 – 58,5	57,0 – 63,3	61,5 – 69,4
164	53,0 – 58,8	57,4 – 63,8	62,0 – 70,3
165	53,6 – 59,5	58,2 – 64,6	62,6 – 70,8
166	54,1 – 60,1	58,7 – 65,1	63,2 – 71,7
167	54,5 – 60,5	59,2 – 65,6	63,7 – 72,3
168	55,2 – 61,1	59,6 – 66,1	64,3 – 73,1
169	55,7 – 61,6	60,2 – 66,6	64,8 – 73,8
170	56,3 – 62,1	60,7 – 67,2	65,3 – 74,5
171	56,7 – 62,6	61,3 – 67,6	65,8 – 75,2
172	57,2 – 63,2	61,7 – 68,2	66,4 – 75,8
173	57,7 – 63,7	62,3 – 68,7	66,9 – 76,4
174	58,3 – 64,2	62,7 – 69,2	67,4 – 76,9
175	58,9 – 64,8	63,4 – 69,8	68,0 – 77,6
176	59,5 – 65,4	64,0 – 70,5	68,5 – 78,1
177	60,0 – 65,9	64,5 – 70,9	69,0 – 78,6
178	60,5 – 66,5	65,1 – 71,5	69,6 – 79,1
179	61,0 – 66,9	65,6 – 71,8	70,1 – 79,7
180	61,5 – 67,5	66,1 – 72,5	70,7 – 80,2
181	62,1 – 68,1	66,6 – 73,0	71,2 – 80,8

COMPOSICIÓN CALÓRICA DE LOS PRINCIPALES ALIMENTOS DE CONSUMO SOBRE 100 GRAMOS

Leche y derivados

	Calorías	Proteínas	Grasas	Carbohidratos
Leche de vaca	67	3,5	3,2	5
L. descremada	33	3,5	0,2	5
L. concentrada	150	8,2	8,8	10
L. condensada	325	8,1	8,7	54,4
L. polvo	481	26	26	38
Nata	300	2,2	30,3	3
Queso Burgos	173	15	11	4
Q. Cabrales	387	21	33	2
Q. Gruyere	402	29	31	1,6
Q. manchego	333	25	25,4	-
Q. Cantabria	300	27	22	2,5
Q. Roquefort	382	23	32	-
Cuajada	96	13,5	4	1,5
Yogur	50	12,4	1,7	5,3

Huevos

	Calorías	Proteínas	Grasas	Carbohidratos
Huevos de gallina	150	12,4	11,1	-

Carnes

	Calorías	Proteínas	Grasas	Carbohidratos
C. de ternera	160-190	19	8-12	-
C. de vaca	200-300	17-19	13-25	-
C de cerdo	280-370	13-16	25-35	-
C de cordero	280	16	25	-
C de pollo	239	18	18,3	-
C. de pato	326	16	28	-
C. de conejo	160	20	10	-

Derivados cárnicos

	Calorías	Proteínas	Grasas	Carbohidratos
Hígado vaca	130	20	4	-
Vísceras	140	16		-
Callos	99	17	3.5	-
Morcilla	430	19,4	37,7	3
Embutidos	165-455	12-5	134-45	0-3
Foie-gras	440	12	42	1

Pescados

	Calorías	Proteínas	Grasas	Carbohidratos
Arenque	155	18	9	0,4
Atún fresco	180	20	10	-
Bacalao fresco	75	17	0,5	-
Besugo	86	17	2	-
Bonito fresco	160	22	6	-
Boquerón	128	17,5	6,4	0,6
Calamares	80	14	1	-
Congrio	107	19	2,8	1,4
Dorada	77	17	1	-
Gallos	80	16,4	1,4	0,5
Jurel o txitxarro	170	20	10	-
Lenguado	100	19	2,6	-
Merluza	92	15,9	2,7	0,7
Lubina	86	18	1,4	0,7
Mero	91	17,8	2,3	-
Pez espada	111	17	4,4	1
Rape	82	18,7	1,4	1,4
Rodaballo	102	16,1	3,6	1,3
Salmón	182	18,3	12	-
Salmonete	100	18	3-0	-
Sardina	145	18,2	7,5	1,4
Trucha	90	15,7	3	-
Conservas en aceite	205-290	22-25	13-20	-

Moluscos y crustáceos

	Calorías	Proteínas	Grasas	Carbohidratos
Almeja	47	10,5	0,5	-
Cangrejos	124	19,5	5,1	-
Cigalas	93	20	1,5	-
Langosta	90	18,4	2	-
Mejillones	67	10,5	2	2
Pulpo	57	10,5	1	1,5
Conservas	47-80	10-16	0-5 3	0-2

Aceites y grasas

	Calorías	Proteínas	Grasas	Carbohidratos
Aceite vegetal	885	-	100	-
Mantequilla	720-749	0,5	80	0,4
Tocino	760	3	81	-
Mahonesa	720	1	79	-

Cereales y derivados

	Calorías	Proteínas	Grasas	Carbohidratos
Arroz	360	7	1	86
Harina	384	9,3	1,2	80
Pasta	360	11	0,6	75
Pan	280	8	1,2	53
Galletas	380	7	10	60
Bollería	380	7,3	18,3	50

Legumbres secas

	Calorías	Proteínas	Grasas	Carbohidratos
Alubias	330	20	2	57
Lentejas	320	22	2	56
Garbanzos	360	20	6	59

Verduras y hortalizas

	Calorías	Proteínas	Grasas	Carbohidratos
Acelgas	29	2	1	5
Alcachofa	38	2	0,1	7
Berenjena	23	1	1	4
Coliflor	30	3	1	2
Espárragos	20	2	1	2
Espinacas	25	2	1	2
Guisantes verdes	78	6	1	13
Judías verdes	30	2	1	5
Lechuga	16	1	1	2
Patata	80	2	1	18
Pimiento	19	1	1	4
Tomate	20	1	1	3
Zanahoria	33	1	1	7

Frutas frescas

	Calorías	Proteínas	Grasas	Carbohidratos
Aguacate	136	1	12	6
Albaricoque	39	1	-	19
Cerezas	58	1	1	13
Ciruelas	44	1	-	11
Fresa	34	1	1	7
Limón	6	1	-	1
Mandarina	37	1	-	9
Manzana	46	1	-	12
Melocotón	36	1	-	9
Melón	25	1	-	6
Naranja	36	1	-	8,6
Pera	41	1	-	10
Piña	45	1	-	11
Plátano	83	1	1	20
Uvas	63	1	-	16

Frutas secas

	Calorías	Proteínas	Grasas	Carbohidratos
Higos, dátiles	255-280	3	1	70-80

Frutos secos

	Calorías	Proteínas	Grasas	Carbohidratos
Avellanas	500-600	13-30	50	14

Alimentos azucarados

	Calorías	Proteínas	Grasas	Carbohidratos
Azúcar	385	-	-	100
Chocolate	520	8	30	56
Mermelada	300	1	1	60
Miel	300	1	-	82
Pasteles	387	5	20	50
Turrón	470	10	24	57

Bebidas

	Calorías	Proteínas	Grasas	Carbohidratos
Licor dulce	384	-	-	28
Cerveza	32	1	-	2
Coñac, whisky	236	-	-	1
Vino	77	-	-	1
Sidra	42	-	-	4
Zumo natural	40	1	-	11
Refresco	39	-	-	1

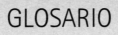

GLOSARIO

A

Ácidos grasos: Es la unidad básica de las grasas. Si el nivel de insulina es bajo y no hay suficiente cantidad de glucosa para utilizarla como fuente de energía, el organismo quema los ácidos grasos. Cuando el organismo utiliza los ácidos grasos como combustible para las células, se forman cuerpos cetónicos. El acúmulo de cuerpos cetónicos en sangre puede hacer que los niveles de ácido en la sangre sean demasiado altos, produciéndose cetoacidosis.

Accidente cerebrovascular: Esta enfermedad está causada por la lesión de los vasos sanguíneos del cerebro. Y dependiendo de la parte afectada, un accidente cerebrovascular puede producir una pérdida en el habla o la parálisis de una parte del cuerpo como un brazo o una pierna.

Acetona: Producto que se forma en la sangre cuando el organismo en lugar de utilizar azúcar usa las grasas como fuente de energía. La producción de acetona es debida a que las células no tienen suficiente insulina o no pueden usar la insulina que hay en la sangre para aprovechar la glucosa como fuente de energía. La acetona se excreta en la orina.

Acidosis: Es la existencia de excesivo ácido en el cuerpo. Cuando una persona es diabética el acúmulo de cuerpos cetónicos en sangre puede llevar a una cetoacidosis diabética.

Agudo: Que ocurre en breve espacio de tiempo con comienzo rápido, severo, fuerte.

Adversos, efectos: Son resultados negativos o nefastos.

Albúmina: Es una proteína que se encuentra en la sangre y cuya misión es transportar pequeñas moléculas y mantener el líquido dentro de los vasos sanguíneos. Cuando la albúmina en sangre está baja, el líquido de los vasos sale a los tejidos, produciéndose los edemas. Esto es lo que ocurre, por ejemplo, en los pacientes diabéticos que tienen afectado el riñón y pierden mucha albúmina por la orina.

Albuminuria: Cuando una proteína llamada albúmina, se encuentra en unas cantidades superiores a lo normal en la orina. Puede ser un síntoma de la afectación renal, y suele ser un problema que se presenta en enfermos con una diabetes de largo tiempo de evolución.

Alfa, células: Son un tipo de células que se encuentran en el páncreas, en los islotes de Langerhans. Las célula alfa tienen la misión en el cuerpo de producir y liberar una hormona llamada glucagón, que aumenta los niveles de azúcar (glucosa) en la sangre.

Aminoácidos: Son compuestos químicos que al juntarse forman lo que llamamos proteínas.

Anomalías: Son defectos de nacimiento, también llamados anormalidades.
Antidiabéticos orales: Fármacos que ayudan al diabético a controlar sus niveles de glucosa en la sangre. También llamados hipoglucemiantes orales.
Antígenos: Son sustancias que producen en el organismo una respuesta inmune. El organismo a los antígenos los considera como sustancias extrañas y agresivas, y lucha contra ellas con anticuerpos que atacan a los antígenos con el fin de eliminarlos.
Arteriosclerosis: Es un tipo de enfermedad en la que las paredes de las arterias se van haciendo más duras y gruesas. En la arteriosclerosis, la grasa se acumula en el interior de las arterias y va retrasando poco a poco el flujo de la sangre. Este tipo de enfermedad se produce muchas veces en enfermos que no han tenido diabetes durante mucho tiempo.
Arteria: Es un vaso de un gran tamaño que conduce la sangre desde el corazón a otras partes del cuerpo. A diferencia de las venas, las arterias son más gruesas y tienen las paredes más fuertes y elásticas.
Aspartamo: Es un edulcorante bajo en calorías y está formado por dos aminoácidos, el ácido aspártico y la fenilanina y una pequeña cantidad de alcohol llamado metanol. Estos aminoácidos también se encuentran en la leche, y el metanol se halla de forma natural en nuestro cuerpo, zumos, en la fruta y verdura.
Azúcares: Son un tipo de carbohidratos con un sabor dulce. Los azúcares constituyen un combustible fácil de que lo asimile nuestro cuerpo. Algunos de estos azúcares son la lactosa, la glucosa, la fructosa, y la sucrosa.

B

Beta, células: Son un tipo de células que se sitúan en el páncreas en unas zonas llamadas islotes de Langerhans. Estas células beta tienen la misión de producir y liberar insulina, que es una hormona que controla el nivel de glucosa o azúcar en la sangre.
Bolo: Bolo es la acción de inyectarse de una forma rápida la insulina para compensar un aumento esperado de la glucosa como es la de después de comer, también se le llama a una inyección rápida, por lo general intravenosa, de cualquier tipo de sustancia, en contraposición de la infusión, como es el gota a gota, o una inyección lenta.
Bomba implantable de insulina: Es una pequeña bomba que es colocada en el interior del cuerpo y que genera insulina. La bomba de insulina está compuesta por un aparato que mide de forma continua los niveles de glucosa en la sangre y un deposito de insulina que va inyectando la insulina necesaria en cada momento a través de un catéter subcutáneo.

C

Callo: Pequeña zona de la piel por lo general en el pie, que se hace más gruesa y dura al tacto o presión. Los callos pueden ser el origen de la aparición del pie diabético.
Caloría: La caloría (Kcal) es una medida de calor, es la cantidad de calor que hay que aplicar a un gramo de agua para que su temperatura se incremente un grado cen-

tígrado. Se usa para medir la cantidad de energía que nos aportan los alimentos. Hay alimentos que tienen más calorías que otros. Los alimentos grasos como el aceite o la mantequilla tienen muchas calorías, en cambio la fruta y la verdura tienen muy pocas.

Capilares: Los más pequeños de los vasos sanguíneos tienen la peculiaridad de ser tan finos que la sangre y la glucosa pasan a través de ellos, como también lo hacen, productos de desecho como el dióxido de carbono.

Carbohidratos: Son uno de los tres principales tipos de alimentos que existen y una fuente de energía. Éstos son almidones y azúcares que rompe el organismo formando la glucosa, que es un azúcar que utiliza el organismo para alimentar las células. El organismo también los usa para formar glucógeno que se almacena en el hígado y los músculos. Cuando hay una carencia de insulina el cuerpo no puede utilizar los carbohidratos que son la fuente de energía de una forma correcta. Produciéndose lo que se le llama diabetes.

Catecolaminas: Son unas sustancias producidas en el organismo a partir de algunos aminoácidos como la tirosina, fundamentalmente en una parte del riñón que es la médula renal. Sus funciones son muy variadas como estimular la liberación de glucosa a la sangre desde los depósitos del hígado y músculo. También estimulan la liberación de ácidos grasos y proteínas. También tienen efectos sobre el corazón, aumentando su fuerza y la frecuencia de sus contracciones

Catarata: Opacidad creciente en una de las lentes del ojo llamada cristalino.

Cetoacidosis diabética: Diabetes severa, fuera de control con una elevada cantidad de glucosa en la sangre y que necesita un tratamiento de emergencia. Los motivos por los que se produce pueden ser varios; una enfermedad, por inyectarse una dosis baja de insulina, o por no hacer suficiente ejercicio. Ésta se da cuando existe un alto nivel de azúcar en sangre que no puede ser utilizado por las células, y el cuerpo tiene que utilizar las grasas que tiene almacenadas como fuente de energía, produciéndose cuerpos cetónicos. Suele comenzar lentamente y aumenta progresivamente. Sus signos suelen ser náuseas y vómitos, dolores de estómago y una respiración acelerada. También suele aparecer la cara enrojecida, la piel y la boca seca, olor a manzana del aliento el pulso rápido y debilitado junto con una presión sanguínea un tanto baja. Si en ese momento el enfermo no recibiese ni glucosa ni insulina rápidamente, la cetoacidosis le llevaría a un coma o incluso también a la muerte.

Cetonuria: Es la presencia de cuerpos cetónicos en la orina.

Charcot, Pie de: Es una complicación del pié asociada a una neuropatía diabética resultado de la destrucción de articulaciones tejidos bandos. También recibe el nombre de «articulación de Charcot» o «artropatía neuropática».

Colesterol: Es una sustancia muy parecida a la grasa que está en la sangre, el músculo, el hígado, el cerebro y en otros tejidos de los hombres y de los animales. El organismo lo fabrica porque lo necesita, pero su aumento hace que estas grasas se peguen en las arterias e impidan el paso de la sangre por ellas. Los alimentos con más colesterol son la yema del huevo y la mantequilla.

Ciclamato: Se utiliza como sustitutivo del azúcar y es un producto sintético.

Circulación: Es el paso del flujo sanguíneo a través del corazón y de los vasos sanguíneos.

Coma: Es una situación muy similar a la del sueño pero en la que la persona no es consciente. Esta situación puede ser debida a unos niveles o muy altos o muy bajos de glucosa.

Coma diabético: Es un caso de emergencia que se da cuando los niveles de glucosa son muy altos o muy bajos produciendo la inconsciencia. Si su nivel de glucosa es muy alto, se llama hiperglucemia pudiendo desarrollar cetoacidosis. Y si es muy bajo se llama hipoglucemia.

Coma hiperosmolar: Este coma o pérdida de la consciencia se debe a unos niveles muy altos de glucosa en sangre y requiere un tratamiento rápido de emergencia. Este tipo de enfermos suelen ser por lo general personas muy mayores y muy debilitados por una pérdida de peso y de fluidos. Pueden haber tenido o no historia de diabetes.

Comatoso: En coma; inconsciente.

Complicaciones de la diabetes: Suelen ser varias, como la hipoglucemia, que pueden aparecer en cualquier momento. Si el enfermo ha sufrido diabetes muchos años, puede sufrir lesiones en la retina, en los vasos, en el sistema nervioso y los riñones. Lo mejor es mantener los niveles de glucosa lo más normales posibles, para prevenir, ralentizar o retrasar las complicaciones que la diabetes acarrea en los ojos, los riñones y en los nervios.

Congénitos, defectos: Problemas o malformaciones que están presentes al nacer.

Creatinina: Es una sustancia química que esta en la sangre y pasa a la orina. Existe un test, llamado «aclaración de creatinin», para la determinación de creatinina en sangre y/u orina que nos dice si está trabajando bien el riñón, y saber si está el riñón enfermo o no.

Crónico: Esto es, que lleva un largo período de tiempo. La diabetes es un claro ejemplo de «enfermedad crónica».

Cuerpos cetónicos: Estos cuerpos son tipo ácidos y su acumulación produce acidosis. Son productos de metabolización de las grasas que se dan en grandes cantidades cuando el organismo no tiene una cantidad suficiente de insulina para utilizar glucosa como fuente de energía.

D

Deshidratación: Es una pérdida enorme de agua en el organismo. Una gran cantidad de glucosa puede provocar una eliminación excesiva de agua y el enfermo se encontrará permanentemente sediento.

Diálisis: Es un método que se utiliza cuando los riñones no pueden efectuar el trabajo de eliminar desechos como la urea de la orina. Su función es la de eliminar esas sustancias que se han acumulado en el organismo y que el riñón no puede eliminar. Hay dos tipos de diálisis:

Hemodiálisis: La sangre del enfermo pasa por una máquina donde se filtra la sangre, se filtra y vuelve al organismo.

Diálisis peritoneal: Es la introducción de un tubo en el peritoneo, un tejido fino que tapiza la cavidad del abdomen, para luego eliminar los productos de desecho. Hay formas diferentes de hacerlos, en casa y en hospital.

Diurético: Es un fármaco que aumenta en el cuerpo el flujo de orina para eliminar un exceso de fluido.

E

Edema: Tumefacción o hinchazón por acumulación de agua en los tejidos.
Edema de mácula: Es la hinchazón de la mácula. La mácula es un punto en el centro de la retina.
Edulcorante: No es más que un endulzante.
Endulzante: Cualquier tipo de sustancia que aporta un sabor dulce, pudiendo ser naturales o artificiales, nutritivos o no nutritivos.
Endulzantes nutritivos: Son aquellos que aportan calorías como la fructosa.
Endulzantes no nutritivos: Si no aportan calorías, como la sacarina.

F

Fibra: Ésta es una sustancia que se encuentra por lo general en alimentos de origen vegetal. Colaboran en la digestión, también colaboran en la reducción del colesterol y el control de glucosa en sangre. Hay dos tipos de fibras en los alimentos: las insolubles en agua y las hidrosolubles. Hidrosolubles: Están en la fruta, frutos secos y guisantes y se cree que ayudan a reducir el nivel de colesterol y glucosa de la sangre. No solubles: Están en las semillas y en las verduras, pasan por el aparato digestivo y ayuda a eliminar productos de desecho.
Fondo de ojo: Es la parte más profunda del ojo, incluyendo aquí la retina.
Fructosa: Es un tipo de azúcar que se usa para endulzar postres dietéticos. Es un edulcorante nutritivo. Se encuentra también en la miel y las frutas.

G

Glándulas endocrinas: Son los órganos encargados de producir y liberar hormonas al torrente sanguíneo.
Gangrena: Es la total muerte de un tejido. Es debido por lo general a la pérdida del paso de la sangre en la zona del cuerpo y suele ser por lo general en las extremidades.
Glaucoma: Es una enfermedad de los ojos por un aumento de la presión en el interior del ojo. Puede dañar el nervio óptico produciendo una disminución de la visión y también la ceguera.
Gen: Ésta es la unidad básica de la herencia. Los genes están constituidos por DNA, que es una sustancia que dice a las células qué tienen y deben de hacer. Pasan de padres a hijos haciendo que se herede la altura, color de la piel, etc.
Genético: Que esta relacionado con los genes.
Gestación: Es la duración del embarazo.
Glucagón: Es una hormona que aumenta el nivel de glucosa en la sangre. Está producida por las células alfa del páncreas. También se vende en farmacias y se inyecta subcutáneamente cuando existe una hipoglucemia.

Glucosa en ayunas, Test de: Es un test para saber la cantidad de glucosa en sangre. Y determina si se es diabético con una muestra de sangre.

Glucosa: Es un sencillo azúcar que se encuentra en la sangre, y principal punto energético del cuerpo

Glucógeno: Es un producto a base de azúcares, almacenado en el hígado, y músculos, liberando glucosa en la sangre cuando el cuerpo lo necesita, pues es la mayor fuente de energía que tiene el cuerpo.

Glucosuria: Es la presencia de glucosa en la orina.

Gramo: En los planes de medida el peso viene dado en gramos.

Grasas: Uno de los tres tipos de alimentos y fuente de energía, le ayuda al cuerpo a hacer vitaminas y tener la piel en buen estado. Hay dos tipos de grasas:

Grasas saturadas: De origen animal y sólidos. Ej.: mantecas, tocino, mantequilla, etc.

Grasas insaturadas: Su origen vegetal y de aspecto más liquido. Ej.: aceite de oliva, girasol, maíz, soja y cacahuete. Ayudan a disminuir el nivel de colesterol en sangre.

H

Hemoglobina glicada: Sustancia que se encuentra en el interior de los glóbulos rojos que en ocasiones se une a la glucosa. Permite valorar cómo ha sido el control de la glucemia en los últimos dos meses.

Herencia: Llamamos herencia a lo que nos transmiten nuestros padres. La herencia genética hace referencia a los genes que nos han transmitido nuestros progenitores, que son los que determinan, por ejemplo, el color de los ojos o del pelo.

Hidratos de carbono: Véase carbohidratos.

Hiperlipemia: Se llama así al nivel de grasas demasiado elevado en sangre.

Hipertensión: Es la elevación de la presión arterial por encima de unos límites considerados normales.

Hipoglucemiantes orales: Véase antidiabéticos orales.

Hormona: Sustancia liberada por las glándulas del sistema endocrino que regula determinados procesos de diferentes órganos situados a distancia de donde se produjo.

Humor vítreo: Sustancia gelatinosa y transparente que se encuentra en el interior del ojo.

I

Infarto de miocardio: Es el resultado de la obstrucción de una o varias arterias coronarias que producen la lesión y muerte del tejido cardiaco.

Ingerir: Tomar por la boca alimentos, bebidas o medicamentos.

Inmunosupresores, fármacos: Son unos fármacos que regulan la respuesta del sistema inmune, encargado de la defensa del organismo.

Insulina: Hormona secretada por las células beta del páncreas encargada de la introducción de glucosa en las células.

Inyección: Consiste en introducir un líquido con una aguja y jeringuilla. Según el sitio donde se inyecte la medicación hablamos de:

Inyección intramuscular: Inyectamos la sustancia en el músculo.

Inyección intravenosa: Cuando el líquido se inyecta en una vena.

Inyección subcutánea: Se inyecta la sustancia en el tejido que está por debajo de la piel.

Islotes de Langerhans: Son, dentro del páncreas, unos grupos especiales de células, que se encargan de producir o segregar hormonas que ayudan a la degradación de los alimentos y su posterior utilización por el cuerpo. Tienen forma de racimo y su nombre se debe a su descubridor, el científico alemán Paul Langerhans, en el año 1869. Existen cinco tipos de células en cada islote encargadas de la producción de:

Beta: Que producen insulina

Alfa: De glucagón.

Delta: De somatostina.

PP y D1: De estas todavía se conoce poco.

J

Juanete: Protuberancia o bulto en la primera articulación del dedo gordo del pie.

L

Lípido: Véase grasas.

Lipoatrofia: Es la desaparición del tejido celular subcutáneo en el sitio de inyección de la insulina.

Lipohipertrofia: Es la proliferación de la grasa en el lugar de inyección de la insulina. Se puede evitar su aparición rotando el sitio de inyección.

M

Metabolismo : Éste es el término por el que se determina el cambio químico de las células en los alimentos.

En este proceso se producen dos situaciones:

Metabolismo/catabolismo: Es cuando el cuerpo utiliza el alimento para usarlo de energía.

Metabolismo/anabolismo: Cuando la utilización del alimento es para la construcción o reparación de células.

Microneurisma: Son pequeñas dilataciones que se forman junto a los vasos sanguíneos más diminutos. A los diabéticos se les suele formar en la retina del ojo. Estas dilataciones corren el peligro de romperse, sangrando dentro del tejido cercano.

Mononeuropatía: Es una neuropatía diabética que únicamente afecta a un solo nervio. El ojo es lugar más común donde se produce este síntoma.

N

Necrobiosis Lipoidica Diebeticorum: Es una condición de la piel en la zona baja de las piernas. Suelen ser pequeñas, amarillas, elevadas y con aspecto céreo y con el borde púrpura. Afecta por lo general a mujeres jóvenes. Se puede dar en diabéticos y no diabéticos.

Neovascularización: Es un término con el que se determina a los nuevos vasos que crecen.

Nefropatía: Es una enfermedad de los riñones, donde se produce la limpia de la sangre y originada por lesiones en los pequeños vasos sanguíneos. Los enfermos de largo tiempo pueden llegar a tener lesiones renales.

Neuropatía: Es una enfermedad del sistema nervioso central. Una muy común es la que afecta a pies y piernas: neuropatía periférica.

Neuropatía autonómica: Es una enfermedad que afecta a los nervios de los órganos internos, como el sistema cardiovascular, los músculos de la vejiga, el tracto digestivo, los órganos genitales, y glándulas sudoríparas (glándulas productoras de sudor). Estos nervios no directo pueden ser controlados voluntariamente por la persona, sino que ellos lo hacen automáticamente.

O

Obesidad: Se llama a una persona obesa cuando se excede en un 20 por 100 de grasa corporal, en relación edad, sexo, altura y estructura ósea. La grasa no es buena y en la diabetes, como en la mayoría de las enfermedades, es un factor de riesgo.

Oftalmólogo: Médico especialista en todo lo referente a los ojos.

P

Páncreas: Del tamaño de una mano, está situado justo en la parte inferior y por detrás del estómago. Produce insulina. También produce enzimas para mejorar la digestión de los alimentos.

Presión arterial: Es la fuerza que realiza la sangre sobre las paredes de las arterias. Cuando se toma se miden dos niveles de presión arterial: La más alta o también llamada sistólica, que tiene lugar cuando empuja la sangre el corazón hacia los vasos y la baja o diastólica, que se da cuando el corazón está en reposo. Ejemplo: Si tomamos la presión o tensión y nos dicen 115/75, 115 es la sistólica o alta, y 75 es la diastólica o baja. Lo normal suele ser tener una presión o tensión de 120/80. Cuando la tensión arterial es muy alta se suelen dar problemas de salud, como ataques cardíacos y accidentes cerebrovasculares.

Proteínas: Las proteínas son una de las tres principales clases de alimentos. Tienen un componente llamado aminoácido, que es el bloque constituyente de las células. Están en la mayoría de los alimentos.

R

Receptores: Son zonas externas de las células que permiten a la insulina fijarse en la sangre.

Reflectómetro: Aparato para medir la cantidad de glucosa en la sangre.

Renal: Término relativo a riñones.

Retina: Dentro del interior del ojo, la zona central que tiene sensibilidad para la luz. Los diabéticos tienen el peligro de que sus pequeños vasos se lesionen.

Retinopatía: Enfermedad producida en la retina del ojo por lesión en los pequeños vasos sanguíneos.

Retinopatía diabética: Enfermedad de la retina del ojo por diabetes.

Retinopatía fúndica: Si los pequeños vasos de la retina del ojo comienzan a hincharse, pueden perder un poco de flujo en el interior de la retina, su vista comenzaría a ser desenfocada. Un 80 por 100 de estos enfermos no suelen tener problemas graves y la enfermedad no suele progresar.

Riesgo. Factores de: Es toda situación que hace que aumenten las posibilidades de que una enfermedad se declare en una persona, comunidad, etc.

S

Sacarina: Endulzante sintético que se usa en vez de azúcar y no tiene calorías.

Secundaria, Diabetes: Es cuando por otra enfermedad, consumo de otros productos químicos o fármacos una persona desarrolla en su cuerpo la enfermedad de la diabetes.

Sitios de inyección: Los sitios del cuerpo con mayor facilidad para inyectarse la insulina son:

Zona superior externa del brazo.

En la tripa, justo encima y debajo de la cintura, menos justo cuatro centímetros alrededor del ombligo.

La zona superior del muslo, entre rodilla y cadera.

En el trasero, desde donde termina la espalda, hasta la cadera.

Somatostatina: Hormona producida por las células delta del páncreas (las celulas delta son un tipo de células que forman parte de los islotes de Langerhans). Se cree que la función de la somatostatina es la de regular la secreción de la insulina y el glucagón.

Sorbitol: Es un tipo de alcohol azucarado que usa el cuerpo muy lentamente, también se usa como endulzante en algunos de los alimentos dietéticos.

T

Transplante de células beta: Operación quirúrgica donde las células beta de un islote del páncreas de un donante del páncreas que contiene la parte que elabora insulina se transplanta en una persona diabética cuyo páncreas no es capaz de producir insulina. Actualmente todavía está en fase de experimentación.

Transplante de páncreas: Consiste en transplantar el páncreas de un donante a un paciente diabético. Generalmente se realiza en pacientes que además requieren un transplante renal, de forma que se implanta el riñón y el páncreas en la misma intervención quirúrgica.

Tiras reactivas: Son unas pequeñas tiras que se usan para saber el nivel de azúcar y de cuerpos cetónicos (acetona) en la orina. También mide el nivel de acetona en orina mediante distintos colores.

U

Umbral renal: Cuando se elevan los niveles de una sustancia en sangre, el riñón suele eliminar el exceso con la orina. Llamamos umbral renal a los niveles en sangre que tiene que alcanzar una determinada sustancia como por ejemplo la glucosa, a partir de los cuales el riñón comienza a eliminarla. El umbral renal para la glucosa es de 180 mg/dl.

Urticaria: Reacción alérgica sistémica consistente en la aparición de habones o ronchas de color rojo por el cuerpo. Estas lesiones suelen ser pruriginosas, es decir, que pican.

V

Velocidad de filtración glomerular: La velocidad de filtración glomerular se emplea para medir la capacidad del riñón para filtrar y eliminar los productos de desecho.

Vitrectomia: Operación quirúrgica que realizan los oftalmólogos como tratamiento de la hemorragia vítrea que consiste en eliminar el humor vítreo opacificado por la sangre y reemplazarlo.

RESPUESTAS DE
LOS CUESTIONARIOS

La diabetes, ¿qué es? y ¿por qué se produce?   Pág. 20

1.- b; 2.- a; 3.- d; 4.- c; 5.- a; 6.- c; 7.- a; 8.- c; 9.- a; 10.- d.

Tipos de diabetes   Pág. 30

1.- d; 2.- a; 3.- b; 4.- b; 5.- c; 6.- d; 7.- d; 8.- a; 9.- a; 10.- d.

Síntomas de la diabetes mellitus   Pág. 36

1.- c; 2.- a; 3.- c; 4.- c; 5.- b; 6.- b; 7.- a; 8.- c; 9.- c; 10.- b.

Objetivos en el control de la diabetes   Pág. 42

1.- d; 2.- a; 3.- d; 4.- a; 5.- c; 6.- c; 7.- a; 8.- d; 9.- b; 10.- a.

La dieta   Pág. 53

1.- a; 2.- c; 3.- a; 4.- b; 5.- d; 6.- c; 7.- c; 8.- b; 9.- a; 10.- c.

El ejercicio físico   Pág. 62

1.- d; 2.- b; 3.- d; 4.- c; 5.- d; 6.- a; 7.- d; 8.- c; 9.- d; 10.- d.

El tratamiento con antidiabéticos orales   Pág. 72

1.- a; 2.- b; 3.- d; 4.- d; 5.- d; 6.- c; 7.- d; 8.- b; 9.- c; 10.- b.

El tratamiento con insulina   Pág. 84

1.- d; 2.- a; 3.- a; 4.- b; 5.- d; 6.- a; 7.- d; 8.- d; 9.- d; 10.- b.

Las técnicas de autoanálisis   Pág. 94

1.- c; 2.- c; 3.- a; 4.- d; 5.- b; 6.- d; 7.- c; 8.- c; 9.- a; 10.- c.

Complicaciones agudas de la diabetes mellitus   Pág. 107

1.- b; 2.- c; 3.- a; 4.- c; 5.- c; 6.- b; 7.- d; 8.- d; 9.- c; 10.- d.

Complicaciones tardías de la diabetes mellitus   Pág. 127

1.- c; 2.- c; 3.- d; 4.- a; 5.- b; 6.- d; 7.- d; 8.- d; 9.- b; 10.- b.

El pie diabético   Pág. 134

1.- a; 2.- d; 3.- b; 4.- d; 5.- d; 6.- c; 7.- d; 8.- c; 9.- a; 10.- d.

El tratamiento de la diabetes en situaciones especiales   Pág. 142

1.- c; 2.- d; 3.- c; 4.- d; 5.- a; 6.- c; 7.- d; 8.- a; 9.- d; 10.- d.

La diabetes y el embarazo   Pág. 151

1.- a; 2.- b; 3.- b; 4.- a; 5.- d; 6.- d; 7.- c; 8.- d; 9.- a; 10.- c.

Métodos anticonceptivos y diabetes   Pág. 159

1.- d; 2.- a; 3.- c; 4.- d; 5.- d; 6.- a; 7.- a; 8.- d; 9.- d; 10.- c.

La diabetes durante las vacaciones   Pág. 164

1.- d; 2.- c; 3.- b; 4.- d; 5.- c; 6.- b; 7.- d; 8.- c.

Reacciones emocionales tras el diagnóstico de diabetes   Pág. 173

1.- c; 2.- e; 3.- a; 4.- c; 5.- d.

El futuro de la diabetes mellitus   Pág. 179

1.- b; 2.- c; 3.- a; 4.- b; 5.- c.

BIBLIOGRAFÍA

Curso de Diabetes Nacional en enfermería. Scientific Communication Management, S.L. 2001.

GARGANTILLA MADERA, PEDRO; MARTÍN CABREJAS, BERTA MARÍA: *Saber vivir con salud.* Unión Democrática de Pensionistas y Jubilados de España. 2002.

FARRERAS-ROZMAN: *Medicina interna.* XIII Edición. Mosby/Doyma Libros. 1995.

FLOREZ: *Farmacología humana.* Masson. S. A. 1994.

HARRISON: *Principios de medicina interna.* XIII Edición. Mc Graw-Hill-Interamericana de España. 1994.

IAN W. CAMPBELL, H. LEBOVITZ: *Diabetes mellitus.* J& C Ediciones Médicas, S. L. 2002.

MALDONADO, FELIPE C. R. *Refranero clásico español.* Taurus ediciones.1990.

MEDICINE. *Actualización y protocolos Clínicos. Diabetes Mellitus tipo 2.* Ediciones Doyma, S.L. 2000.

MILLÁN I GUASCH, MONTSERRAT; MILLÁN I GUASCH, MARÍA DOLORES: *Pauta.* EDIMSA. 1998.

POLAINO-LORENTE A, GIL-ROALES NIETO J.: *La diabetes.* Ediciones Martínez Roca. S. A. 1990.

RUTH LUNDSTROM, R. N.; JONHN P. MORDES, M. D.; ALDO A. ROSSINI, M. D.: *The healing handbook for persons with diabetes.* 1997

SINCLAIR, MICK.: *Essential Explorer New York.* Editorial Everest, S. A. 1994.

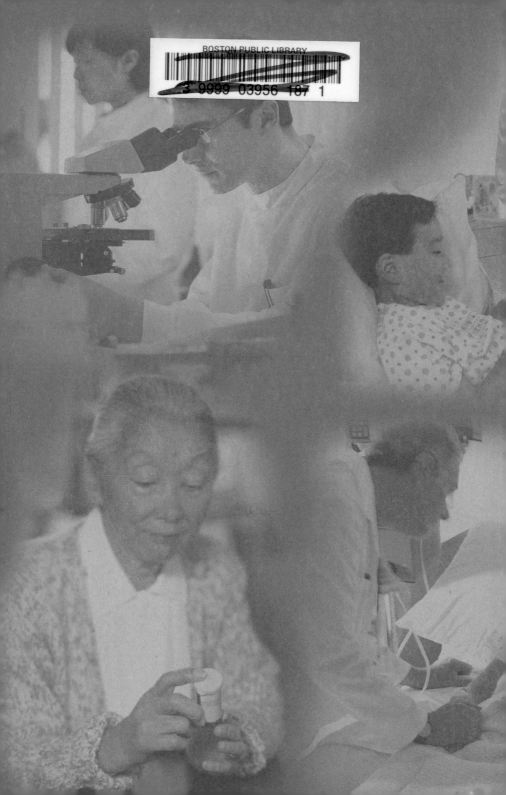